はじめての放射線治療

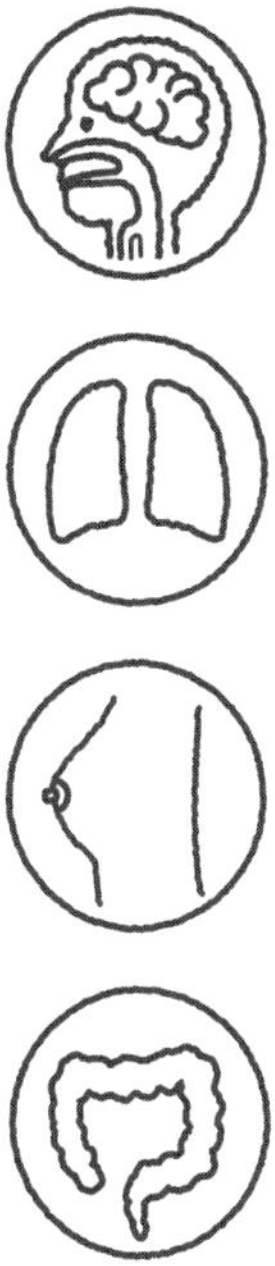

順天堂大学大学院
医学研究科
放射線治療学 主任教授
笹井啓資

その疑問に答えます

ロギカ書房

がんと診断された患者さんやご家族の必読書です

放射線治療は手術と抗がん剤と並んで、がんの3大治療と言われております。しかしながら本邦では放射線治療は、欧米と比較して患者さんにあまり浸透していないのが現実です。これは日本が唯一の原爆被曝国であり、放射線は怖いものという考えがあることが原因の一つです。また10年前の福島の原発事故でも、さらにその影響を高めたかと思います。

笹井先生のこの著書は一般の人に向けて放射線治療をわかりやすく解説したもので、放射線の歴史から始まり、基本的効果の解説、さらに近年行われている最新の治療法や各種のがんでの放射線の適応まで述べられております。放射線治療は多くの種類のがんに適応がある、安全な治療です。がんと診断された患者さんやご家族の必読書だと思います。また内容は我々放射線治療医にとっても興味深く、他科の医師・医療関係者にも大変に参考になると思います。

笹井先生は、放射線治療の中心的学会である〝日本放射線腫瘍学会〟でご活躍し、代議員・理事を長く勤めていただいた、放射線治療のプロフェッショナルです。ぜひとも本書をご一読ください。

日本放射線腫瘍学会理事長　茂松　直之

放射線治療を正しく理解し適切ながん治療を選択いただくことを願う

この度思いがけず医局の先輩であられる笹井啓資先生から、患者さん向けの放射線治療に関する本を執筆したので推薦文を書いてほしいとのご依頼とともにご著書のゲラ刷り原稿を拝受いたしました。笹井先生は、私が研修医から大学院生にかけてご指導いただき、真摯に患者さんと日々向き合われる背中を通して、医師としてどうあるべきかについて多くを学ばせていただいた恩師であり、このような機会をいただき大変うれしく思います。

原稿を拝読いたしますと、笹井先生らしく盛った部分がない非常に実直かつ平易な内容で、患者さんに放射線治療を正しくご理解していただける素晴らしい内容に感銘を受けました。ややもするとこの手の書籍は、良い点のみを強調したり誇張を入れたものになりがちですが、本書はそれらとは一線を画して等身大の放射線治療の姿を一般の方に解り易く解説しており、がん患者さんに広くお勧めできる内容であります。

現在、新型コロナウイルス感染症のために、がん治療に大きな影響が出ていると報じられていますが、本書によって、多くのがん患者さんやそのご家族が、まだまだ誤解が多い放射線治療を正しく理解し適切ながん治療を選択いただくことを切に願っております。

京都西京区の自宅にて

令和3年10月31日

京都大学大学院　放射線腫瘍学・画像応用治療学 教授　溝脇 尚志

目次

序章

1章 放射線治療を知ろう

2章 放射線治療の最前線

3章　治療法を決める

4章　それぞれの病気での放射線治療

序　章

はじめに

　ひごろ、放射線治療の外来で診療をおこなっています。来院される患者さんが主治医から放射線治療を勧《すす》められて、「もう見放されたんだ」「自分のがんは治らないのだ」と気落ちされている場合や、「放射線なんか怖《こわ》くて怖くて」と大変な心配をされていらっしゃる方を数多く見てきました。ちまたには、放射線の恐怖をあおる報道が山ほどあります。私のところにおいでになる患者さんは、本当に心細いお気持ちでいらっしゃるように思います。

　本書に書いたことを外来へ来られた患者さんに時間をかけて説明すると、安心され笑顔でお帰りになることが多いように思います。私と話をすると心が落ち着いて安心すると、お褒《ほ》めをいただくこともしばしばです。私は、これまで勉強してきたこと、経験してきたこと、多くの患者さんから教えていただいたことを普通に説明しているにすぎません。おそらく、多くの患者さんが、不確かで不十分な情報のため、放射線治療に対して誤解や不必要な心配をされているのではないかと思います。

私がお目にかかれる患者さんは、ほんの僅《わず》かです。本書では、これから、がんの治療を受ける患者さん、放射線治療を受けようとされている患者さんやご家族に、がんの標準治療としての放射線治療について理解していただき、体に合った治療法を決めたり、不必要な心配をしたりしないでよいように、放射線治療について解説したいと思います。

本書は一般の方向きに書いたつもりですが、内容的には最新の知識を含んでいます。放射線治療専門医が非常に少ないため、専門医不在の施設では放射線治療はブラックボックスではないかと危惧《きぐ》しています。個々の疾患《しっかん》については細かくは記載してありませんが、臓器別の概要をつかむことはできると思います。医療関係者にも読み物としてお読みいただけると思っています。

がんの標準治療として重要な役割をはたしている放射線治療をご理解いただき、ご自身、ご家族の治療にお役立ていただけると幸甚《こうじん》です。

２０２１年８月　順天堂から神田川をながめつつ

がん細胞は放射線に弱いのです

　もっとも身近な放射線は、エックス線写真に使うX線ではないかと思います。X線は光の一種なのですが、体を通過することができます。通過する割合は体の中の成分によって異なります。骨は通りにくいので、骨があるとその部分を通過できるX線の量は減ってしまいます。そうすると、X線写真では骨のあるところは白く、空気しかないところは黒くなります（図1）。X線は光の一種ですので、光と同じようにまっすぐに飛ぶことと、フィルムで写真を撮《と》ることができます。この特徴を利用したのがX線写真です。レントゲン写真とよぶ人もたくさんいらっしゃいますが、X線を発見したレントゲン自身はレントゲン線とよばれることを嫌っていたとのことで、正式にはX線とよぶことになっています。

　がんの放射線治療も主にこのX線を使用しています。私たちの体は細胞とよばれる小さなパーツからできています。細胞がたくさん集まって臓器《ぞうき》をつくっています。この臓器が組み合わさって私たちの体ができているわけです。Ｘ線を含む放射線（正式には電離放射線《でんりほうしゃせん》）は、私たちの体に当たると細胞を壊してしまいます。具体的には細胞の中にＤＮＡとよばれる設計図がありますが、放射線はこの設計図を破ってしまいます。ＤＮＡはいろいろな原因で壊れるので、設計図を直す機能が備わっていて壊れたら直しています。しかし、壊れ方がひどいと直せなくなって細胞が死んでしまいます。この、細胞の死に方は細胞の種類によって違います。一般にがん細胞は正常な細胞より死にやすいので、この違いを利用してがんの治療がおこなわれています。特に最近の放射線治療は正常な部分に当たる放射線を可能な限り少なくして、病気の所だけにたくさんの放射線が当てられるようになっています。

図１

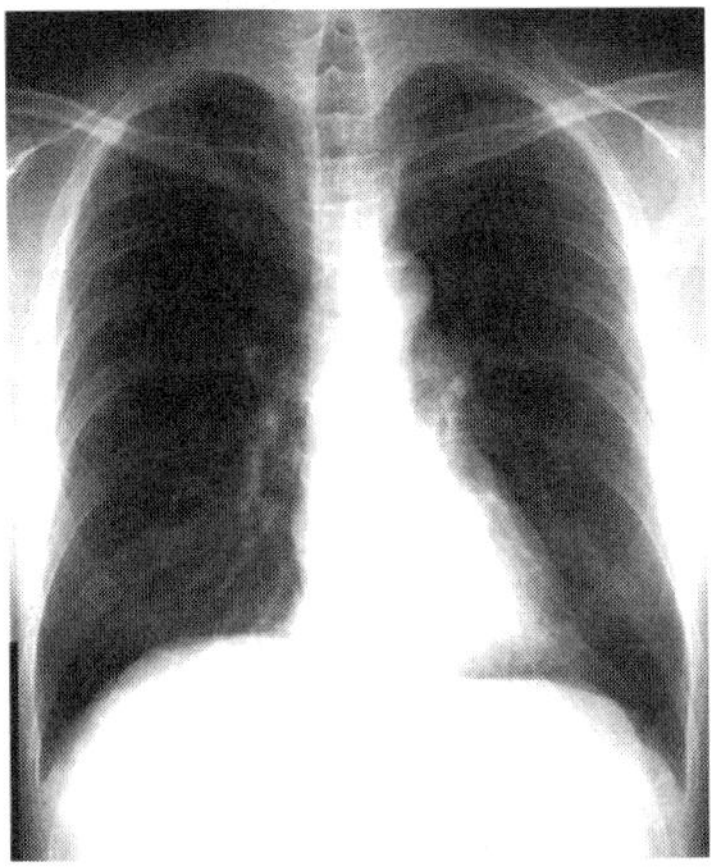

放射線治療事始め

放射線治療は科学技術の進歩と並行して発展しています。ドイツのレントゲンが1895年11月8日（金曜日）の夕方X線を発見したことに始まります。金曜日の夕方ということに意味があるらしいのですが、詳細はご想像にお任せします。1896年1月1日付けの科学雑誌に発表され、体の中が見える不思議なこの光は瞬《また》く間に世界中の注目を集めました。

たまたま、長時間この光に当たると皮膚がやけど状態になることがわかり、結核、種々の皮膚病などいろいろな病気の治療が試みられました。その中でがんが小さくなることがわかり、同年には早くもがん治療に使われだしました。たとえば、のどのがんにX線を照射して痛みがとれることがわかりました。ただ、当時は放射線のことはよくわかっていませんでしたし、上手に病気のみに当てることはできず、また、たくさんの放射線を出す技術が未熟だったので十分な成果をあげることができませんでした。

有名なキュリー夫妻が1898年にラジウムを発見しました。このラジウムを研究者が腰ベルトに付けていたところ、その部分の皮膚が日焼けと同様になり、X線と同じ効果があることがわかりました。このラジウムを細い管や針に詰めてがんに刺したり、近くに持っていったりすることで、その部分に大量に放射線を照射できることがわかりました。たとえば、ご婦人の子宮がんはラジウム管を用いることで完全に治せるようになりました。私が医師になったころは、まだラジウム管が使われていました。しかし、ラジウムはラドンという気体に変化（壊変）します。ラドンも放射線を出します。もし、ラジウムを覆《おお》っている金属が壊れたら、この気体が周りに出てしまい、術者やその他の関係者が被ばくする危険性があることから現在では使用されていません。

ちなみに、読者の皆さんもラジウム（ラ

図2

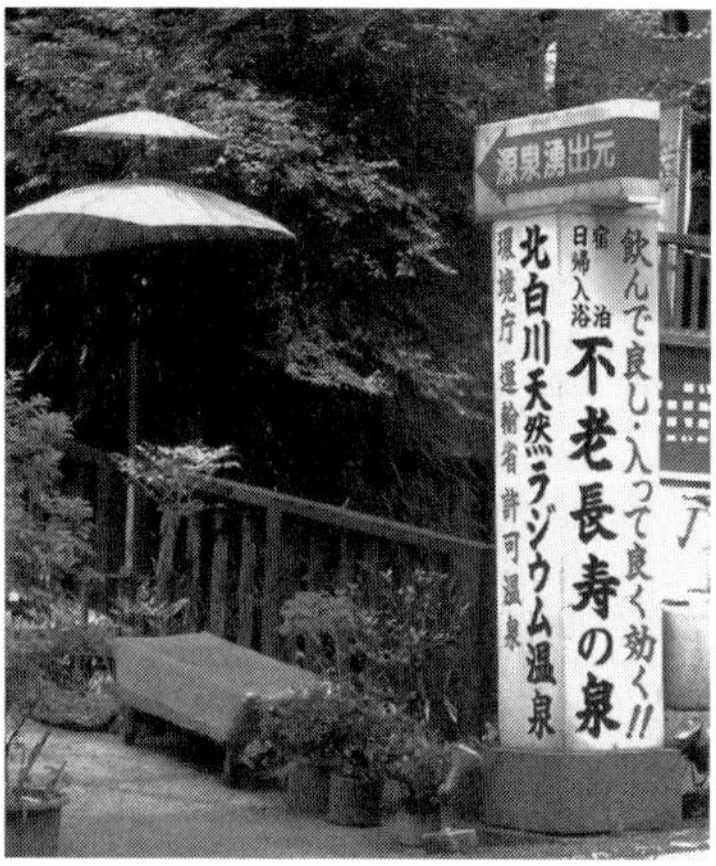
源泉湧出元
飲んで良し・入って良く効く!!
宿泊 日帰入浴
不老長寿の泉
北白川天然ラジウム温泉
環境庁 運輸省 許可温泉

ドン）温泉に行かれることがあると思います（図2）。健康によいといわれていますが、ラジウム温泉には、このラジウム・ラドンがわずかに含まれています。なお、ラジウムとラドンは常に一緒にいるため、ラジウム温泉とかラドン温泉とかとよばれます。

当時は、放射線の体に対する影響がよくわかっていなかったので、多くの研究者や放射線に関係した労働者が放射線被ばくの犠牲になりました。キュリー夫人、朝の連続ドラマ「エール」に出てきた長崎大学の永井隆教授など有名人もたくさんいます。このため、世界中で放射線被ばくを管理し、健康を守りながら放射線を有効に使用する決まりが定められ、日本の法律にもとり入れられています。今では安全に使用されています。ちなみに、この放射線の安全のために尽力した研究者がシーベルトで、放射線の健康管理に用いる単位に名前がとられています。福島の事故のあと、シーベルト（Sv）という単位が盛んに報道されました。シーベルトは、父から受け継いだ莫大な遺産を基に研究所をつくり、放射線の安全の研究を一生をかけてした人です。

第二次世界大戦は、放射線領域では良くも悪くも大いに影響を及ぼしました。悪いほうでは、核兵器の開発と使用です。平和目的では、原子炉を使ってこれまでなかった新しい放射性同位元素を大量につくることが可能になりました。コバルト60という放射性同位元素を金属で囲い、必要なときだけ窓を開くと大線量の放射線が照射できるようになりました。コバルト60は従来のX線より10倍くらい高いエネルギーのガンマ線（X線と基本的には同じものですが、出てくる場所が原子核の場合ガンマ線とよびます）を出すことができます。放射線のエネルギーが高いということは、体を突き抜ける能力が高いことを意味します。ですので、従来は皮膚やのどなど浅い病気にしか十分な放射線は照射できなかったのですが、コバルトを使用することで、深部の病気にも放射線が当てられるようになりました。コバルトは一時期、広く使用されました。このため、がんの放射線治療の代名詞としてコバルト治療が用いられることも多かったようです。新潟大学にいるときに、他学科の学生を引率して放射線治療施設を説明される先生が、後述するリニアック装置を「コバルト、コバルト」と連呼されていたのには閉口しました。このコバルトを用いて、スウェーデンのレクセルによりラジオサージェリーの技術が開発されました。

レーダーは船や飛行機の発見に使用され、日本に大被害をもたらしました。このレーダーの心臓部分は軍事秘密だったのですが、戦後、この心臓部分を使って現在のがん治療に用いるリニアックが作られました。リニアックはコバルト60より高いエネルギーのX線が出せるので、より深い部分への治療が可能です。また、広い範囲への治療も可能です。また、飛程《ひてい》の短い電子線も使用できるので、皮膚や皮下の病気にも安全に放射線が照射できます。私の留学先のスタンフォード大学でカプラン先生が、1950年代から60年代にこのリニアックを用いてホジキンリンパ腫《しゅ》という病気をほぼ確実に治す方法を開発しました。

日本では、私の母校である弘前大学、その後、名古屋大学で活躍された文化勲章受章者の高橋信次先生が、1960年代にコバルトやリニアックを用いて、患者の周りを回りながら病気の形に合わせながら放射線を随時照射する原体照射法という画期的な方法を開発され、現在の高精度放射線治療の基礎をつくりました。また、私の師匠である京都大学の阿部光幸名誉教授らは、放射線治療をする部位を、CTを使って三次元的に決めるCTシミュレータという装置を開発しました。この方法は、後述するように現在の放射線治療では欠くことのできないものになっています。

その後、CTによる治療計画や原体照射法をさらに発展させた放射線治療法により病変部分のみに大線量を照射し、周囲の正常組織の線量を極力少なくする現在の治療法につながっています。

がんの標準治療としての放射線治療

がんの標準治療と聞くと、なんとなく変な顔をされる人がいます。そんな安っぽい治療ではなく、お金をたくさんだすので高級な治療をしてほしいと思う人もいらっしゃるかもしれません。

実は、「標準治療」とはいちばん確実ながんの治療法のことなのです。図3は頭頸部癌診療ガイドラインという本に書いてある喉頭《こうとう》がんの治療方法です。この本は耳鼻科領域のがんの治療法を解説したもので、私たちは基本的にはこの本に基づいてがんの治療法を選択しています。リンパ節転移のない（N0）喉頭に留まった（T1）喉頭がんでは標準治療は放射線治療か喉頭温存手術ということになります。放射線治療と手術はどちらも標準治療ですが、放射

図3　T1N0 喉頭がんの治療

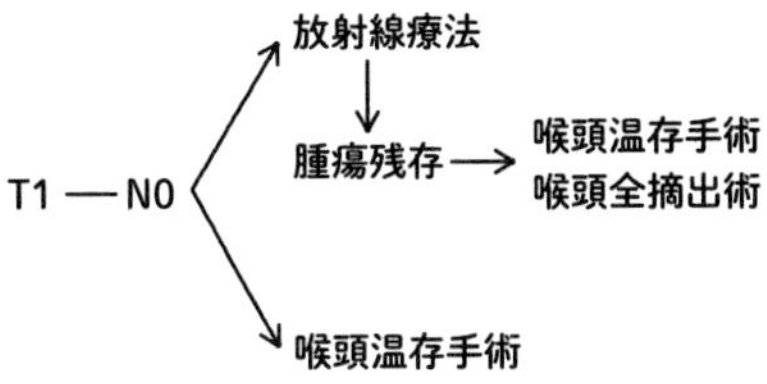

線治療が先に書いてありますので、放射線治療の優先度が高いということになります。
新しい治療法ができると、これまでの標準治療と比較してどちらが良いかを比べることになります。無作為《むさくい》試験とかランダム化試験とよばれる試験をおこなうことになります。この場合、医師も患者さんもどちらの治療をとるかは決められず、統計的にコンピュータが指示した治療法を選択して治療します。差がでると想定した人数を決めておき、たとえば、5年後にどちらがよく治っているかを比較するわけです。差がなければ、従来の標準治療はそのまま標準治療として残ります。一方、新しい治療法が治る確率が高く、また副作用も妥協できる範囲なら、新しい治療法が標準治療となるわけです。

この本を書くにあたって、編集者と話合いをしました。どうやら、編集者は放射線治療が「がんの標準治療」ではないと思っているふしがあります。これは、きっと読者の皆さんも同じではないかと思います。しかし、さきほど示しましたように、種々のがんで放射線治療が第一選択の標準治療となっています。詳細は、個々の疾患のところで触れたいと思います。

自己紹介

私は新潟県の西部の上越地方で生まれ育ちました。県外の人にとっては、上越地方は上越新幹線沿線の長岡市や湯沢温泉などを想定されると思いますが、新潟県人にとっては、長岡は中越地方ということになります。上越地方は北陸新幹線沿線です。地元の高等学校を卒業後、桜、リンゴ、夏のねぶた（ねぶたではありません。ねぶたは青森市です）で有名な青森県弘前市の弘前大学に入学しました。弘前は比較的小さな町で、人情にも厚い住みやすいところでした。最大の難点は寒さでした。私のふるさとは雪国でしたが、あまり寒くはありません。寒さに耐えかねて、郷里の大きな病院と関連の深かった京都大学阿部光幸教授の門をたたきました。地元でいろいろとお世話いただいた恩人の武藤務先生から、阿部教授をご紹介していただきました。

当時、（今もそうですが）、放射線治療はあまり知られていませんでした。学生時代に教わりましたが、そんなものがあるのか程度でした。ましてやがんが治るなどとは思ってもいませんでした。気休め程度のものだろうと思っていました。弘前大学の卒業生で放射線医学を専攻する人は2～3年に1人くらいしかいませんでした。しかも放射線医学を専攻する場合は、ほとんどが画像診断です。放射線治療をする人はほんのわずかでした。

しかし、阿部教授のもとで勉強をしてみると、放射線治療でがんがドンドン治っていきます。京都大学では放射線医学を専攻する人が多く（私の同期は14人）、放射線治療に進む人もたくさんいました。大学による差にびっくりするとともに、私も放射線治療を一生の仕事にすることにしました。

1章　放射線治療を知ろう

こんな治療法です

図4右はのど（喉頭《こうとう》）の声帯《せいたい》にできた早期のがんです。このがんを治療することを考えてみましょう。

手術することもできますが、声が出にくくなったり、出なくなったりします。放射線治療《ほうしゃせんちりょう》をおこなえば手術と同じくらい治ることがわかっています。

このがんの最も優先される治療は先にも書きましたが放射線治療です。放射線治療は1日1回・週5回、1回に10分くらい（そのうち放射線が実際に出るのは1～2分くらいです）30～35回治療をおこないます。治療中は患者さんには機器は直接触れず、何も感じません。もちろん外来での治療が可能です。がんが治り、さらに声が守られる可能性は90％以上です。図4左は治療後の状態で、病気がすっかり治っています。放射線治療は患者さんへのダメージが少なく、臓器の形や動きを守ることができるという最大の利点があります。もし、運悪く治らない場合でも、手術でもう一度がんを治すチャンスがあります。

放射線療法とは、がん細胞の中にあって、がん細胞の設計図が書かれているDNAに放射線を大量に当てて、設計図を破壊することでがんの治療をする方法です。通常は2グレイ（Gy）程度を1日1回・週5回、合計で20～35回くらい連続で照射《しょうしゃ》します。

1回にかかる時間は15分くらいで、そのうち機械が動くのは1～2分です。病状によっては1回で治療が終わることもあります。

放射線治療用のベッドの上で静かに横になっていれば、機械が勝手に動いて治療が終わります。直接機械が体に触れることもなく、照射中は何も感じません。

図4

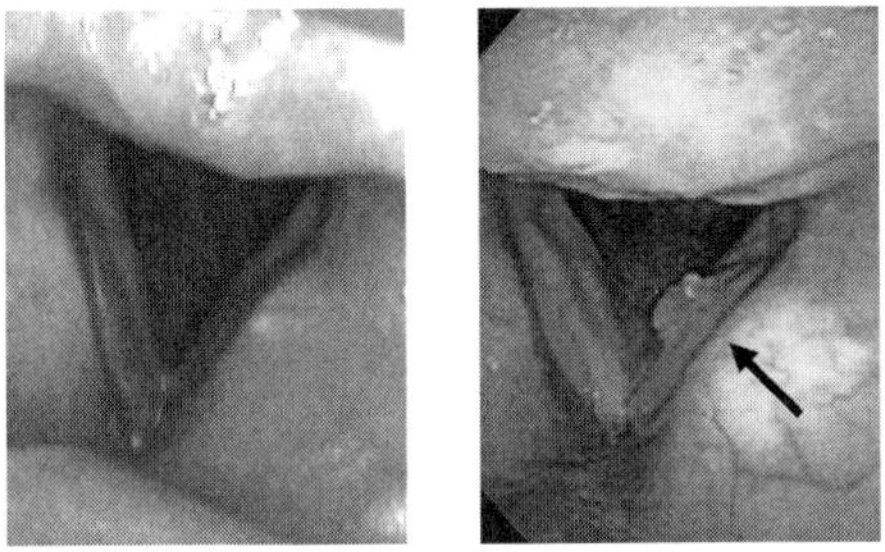

X線照射

通常は、胸のエックス線写真を撮るのと同じX線を使用します。図5は放射線治療をするリニアックという装置です。右が通常型のリニアックで、左が高精度放射線治療専用のトモセラピーとよばれる装置です。トモセラピーなどの特殊な装置を用いて、「素晴らしい放射線治療をやっている」と喧伝《けんでん》しておられる施設もあって、雑誌にもとりあげられて人気が高いようです。でも、通常型のリニアックのほうが、トモセラピーよりも良い場合もたくさんあります。順天堂医院では後で述べる医学物理士が、どちらがより良い治療ができるか検討して個々の患者さんの治療に用いる装置を決めています。

放射線治療の最大の特徴は、がんができた臓器やその周辺の臓器の形や動きを保ったままでがんの治療ができることです。もちろん体への負担も小さいのです。

X線は紫外線《しがいせん》の仲間ですから、照射により体に起こる現象は紫外線とよく似ています。紫外線が皮膚に当たると日焼けします。5分くらい日に当たっても何も起きませんが、時間が長くなると肌の色が赤くなり、やがて黒くなります。ひどいときには水ぶくれができたり、皮がむけたりします。X線による現象もこれによく似ています。

紫外線による炎症は皮膚だけですが、X線は体を通過するので通過した臓器にも日焼けに似た症状が起きます。照射回数が多くなればなるほど症状が強くでてきますが、この症状は日焼けと同様、治療後時間がたつと治ります。一般的には1～2週間くらいです。

図5

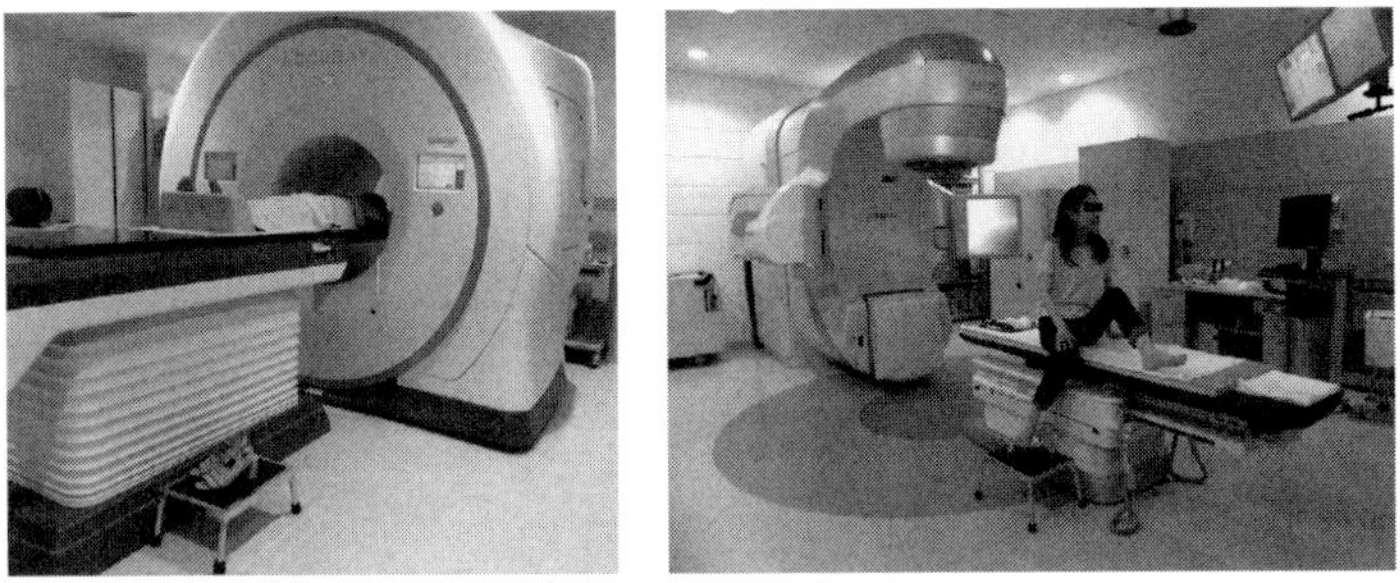

ただ、時間がたってから出てくる副作用《ふくさよう》もあります。ちょうど、日焼けの後にできるシミみたいなものです。シミができるとなかなか治りませんが、放射線治療後時間がたってから起こる副作用もなかなか治りません。この副作用は放射線の照射量が多いと起こります。ですから私たちは、この副作用を起こさないように放射線量を調整しながら治療をしています。

以前からのどや舌《した》のがんなど周囲に大事な臓器がない部分のがんは治せたのですが、お腹の中などの治療はなかなか難しいものでした。それは、がんの近くに大事な臓器があるため、その臓器にも放射線が当たることを避けて必要量の放射線を患部に照射することができなかったからです。

最近は、コンピュータ技術や精密機械技術が進歩したことにより、ピンポイントでがんのみに放射線を照射することができるようになりました。このことにより、治療成績が画期的に向上しています。

粒子線治療など、新しい治療法

粒子線治療《りゅうしせんちりょう》などが新しい治療方法としておこなわれています。粒子線治療とは、陽子線治療《ようしせんちりょう》、重粒子線治療《じゅうりゅうしせんちりょう》（炭素線治療《たんそせんちりょう》）、ホウ素中性子補促療法などをまとめた言い方です。

装置は通常の治療装置の5〜20倍くらいの値段がかかります。がんのみに照射でき、また重粒子線治療とホウ素中性子補促療法は、がん細胞の破壊効果も高いため期待されています。

以前は自費でしたが、最近、陽子線治療、重粒子線治療は前立腺《ぜんりつせん》がん、小児がん、通常のX線では治らない特殊ながんでは健康保険が使えるようになりました。今後は、だんだんと健康保険の適応も広がっていくと思います。自費ではだいたい３００万円くらいです。

そのほかの治療法

外から放射線を照射するばかりでなく、放射線がでる物質を体の中に埋め込むことで患部に集中して放射線を照射する密封小線源治療《みっぷうしょうせんげんちりょう》や、患部《かんぶ》に集まる物質に放射線がでるもの（放射性同位元素《ほうしゃせいどういげんそ》）をくっつけて注射や飲み込んでもらう治療なども進歩しています。これらの治療を駆使《くし》することで、がんを切らずに治すことが可能になってきているのです。

緩和ケアとしての放射線治療

放射線治療は、病期《びょうき》が進んでしまった患者さんの、がんの症状を緩和《かんわ》するのにとても有効です。このような治療の場合、副作用の少ない短期間の治療（1～10回程度）がおこなわれています。痛み止めの薬も有効ですが、病気を小さくしたり、進行を止めたりすることはできません。ですから、かならず病気は悪くなります。一方、放射線治療は痛みをとるばかりでなく、病気の縮小や進行も止めることができます。

放射線治療は決して怖《こわ》い治療ではありません。副作用も他の治療法に比べると、非常に軽いものです。症状も簡単にとることができます。

抗がん剤の専門の医師から、「もう抗がん剤の治療はできませんので緩和専門の病院へ移っていただくほうがよいですよ」と言われて、転院された患者さんがいらっしゃいました。お腹の皮膚に2㎝くらいの病気があったのですが、主治医は何も治療しなかったようです。しばらくして、病気がとても大きくなってお腹の壁に穴があいてしまいました（図6）。その時点で、私のところへ、「なんとかできませんか」と紹介になりました。放射線治療をして穴は塞《ふさ》がりましたが、この間、患者さんは大変つらい思いをされました。私は、転院する前に主治医がなんで相談してくれなかったのかと、とても残念に思いました。

放射線治療はその部分にしか効果がありませんので、全身に広がった病気を完治させることはできません。でも、照射した部分の病気はなくせるので、お腹の皮膚の病気は出なかったはずです。

図6上は私が初めてお目にかかる1か月前のCTという体の輪切りの写真です。矢印で示したところに大きなおできがあります。図6中は初めてお目にかかったときで、お腹の皮に穴が開いています。図6下は放射線治療後6か月のCTで、病気はすっか

りなくなっています。痛みもありません。

図6

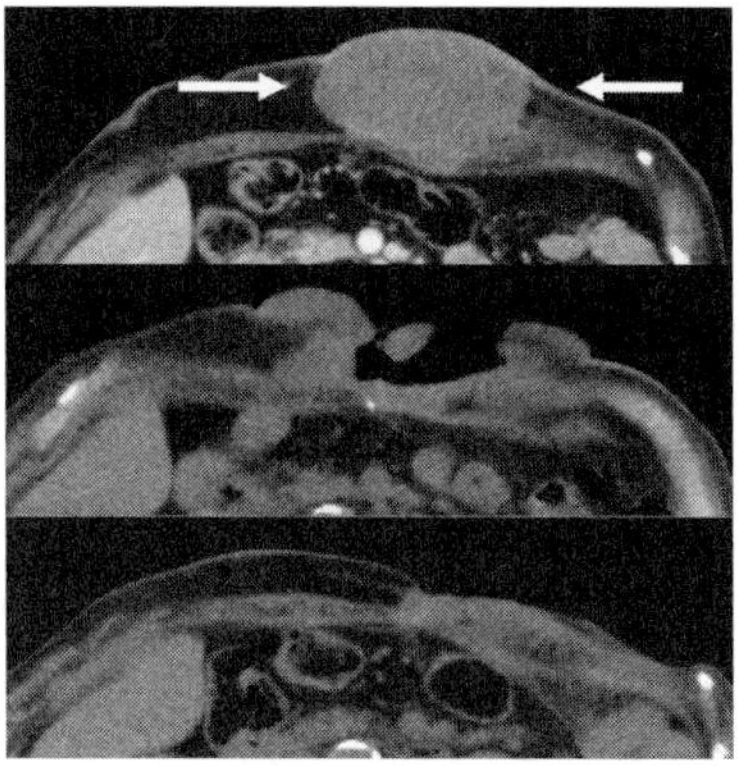

※CTは上が体の前、下が背中側、左が右側、右が左側です。仰向きで横になっていただき足の方から見た図と思ってください。図6では筋肉・臓器は灰色、脂肪は黒く見えています。

放射線治療は怖《こわ》くない

この夏、田舎《いなか》の実家の片付けと庭と母の残した菜園の草取りで1週間を過ごしました。自分が生まれ育った家ですが、築150年の大きな家に1人で泊まるのはなんとなく薄気味悪く感じました。敷地内には墓地もあって、暑いはずなのに夜中には背中がゾクゾクしました。

私たちは、よくわからないものはなんとなく怖い感じがします。がんの治療は、大概の皆さんははじめての経験です。わからないことだらけです。ほんのささいな不確かな話が、どんどん心の中で広がって皆さんの不安になるのです。

畏友《いゆう》でもあった後輩の京都大学故光森講師の話を思い出します。新幹線で東京からの出張の帰りに、隣で中年のご婦人のグループが乳がんの話をされていたそうです。光森講師は乳がんの放射線治療の日本のリーダーの1人でした。病状に対するお話は、とても的《まと》を射《い》たものだったそうですが、最後の結論が全く逆の方向へ行ってしまったのだそうです。そして、放射線はやっぱり怖いねとなってしまったそうで、「どうして、適切なストーリーから逆の結論にいくのか」と、とても残念がっていました。

放射線というと広島、長崎での悲しい出来事があり、また、福島での原子力発電所の事故後、新聞、週刊誌、テレビなどがいろいろと不確かな情報を洪水《こうずい》のように流しました。よく、安全、安心といわれます。安全は実際に問題がないことだと思います。安心は心の問題です。メディアがはやし立てることは、不安を煽《あお》ることでしかありません。そのほうが売れ、視聴率が上がるからです。

広島、長崎での被ばくや、チェルノブイリでの被ばくは、まったくコントロールされていない被ばくです。ちょうど、交通ルールのない道路のようなものです。好き勝手な方向へ高速で走行しているようなものですから、大きな被害が起こるのも当然です。一方、放射線治療や検査での放射線は、同じ放射線といっても、きっちり管理して適切な部位に安全な量を照射しています。厳密にルールを守って通行する道路のようなものです。無法な道路は危険ですが、ルールを守る道路はとても有用です。

ちなみに、福島の事故では被ばく量が少なかったので、住民の皆さんに放射線の影響で何か悪いことが起こることはないはずです。たとえると、交通ルールのない道路だったけれど、交通量がとても少なかったので何も起こらないということです。一部の人たちはいまだに危険だと盛んに喧伝《けんでん》していらっしゃいますが、何か政治的な意図があるのかなと思ってしまいます。安全・安心が重要と言いながら、不安を煽っている構図です。

事故後、ある週刊誌に「御用学者《ごようがくしゃ》と呼ばれて」という記事がありました。「御用学者」の皆さんは、「福島の住民の方々の被ばく量は少ないので心配はいらない」という正論を述べていましたが、当時、多くのメディアや団体からは「御用学者」と非難されていました。しかし、科学的には「御用学者」のほうが正しいのです。同じようなことは、感染症に対する予防注射でもあるように思います。

神話《しんわ》と迷信《めいしん》

はじめに神話がありました

先日、高校時代のクラブのＯＢ・ＯＧ会に参加しました。上は80歳代から今年卒業した人まで30人くらいが集まりました。その中で70歳代の政治家と話をする機会がありましたが、「放射線治療と言われたら、もう最後だね」と言われてびっくりしました。「おれにそれを言うか」と思いました。まだ、多くの人がそんなことを思っているのだというのが率直な印象でした。また、放射線治療においでになる患者さんから、「髪の毛が抜けませんか」「とても辛《つら》いと聞きました」「体力がすごく落ちると聞きました」「放射線治療中は孫と会ってはいけませんか」などと言われることもしばしばです。

逆に放射線治療は魔法の治療で、何でも治ると思っておられる方もいらっしゃいます。以前、放射線治療の有効性を実感したある科の医師から、その科で治療したほうがよいと思われるケースまで放射線治療を依頼されて困ったこともありました。

ここでは、いくつかの神話や迷信と思われる点についてお話したいと思います。

1 放射線治療と言われたら、もう最後か
2 放射線治療は辛い治療か
3 ホスピスや緩和治療では放射線治療はしてはいけないのか
4 放射線治療は万能な治療方法か
5 放射線治療中は家族も被ばくするのか
6 放射線治療は一度おこなうと二度とできないのか
7 放射線治療で髪の毛が抜けるのか

放射線治療と言われたら、もう最後か

以前の外科治療が中心だった時代には、外科医が切りまくってもうどうしようもな

くなってから、苦し紛《まぎ》れに放射線治療を依頼することがありました。患者さんには電気を当てましょうと言って、紹介されてきました。放射線治療はそのような状況になっても、症状をよくすることができます。ただし、放射線治療は全身におこなうことはできませんし、照射できる量もまわりの大事な臓器のために制限されてしまいます。ですから、そのうちにまた病気が悪くなって症状が悪化し、最終的には命に関わってきます。今も、放射線治療専門の診療科がないところでは、同じような状況があるように思います。

本来の放射線治療は、形や機能を保ちながらがんを治すことができる、強力な治療方法です。手術する必要のない患者さんや、手術しなくてもすむ患者さんはたくさんいらっしゃいます。私たち、専門家がいる施設では、がんの治癒《ちゆ》をめざす最初の治療として放射線治療を受けている患者さんのほうが圧倒的に多いのです。

もちろん、症状をとるための治療をおこなう患者さんもたくさんいらっしゃいます。ホスピスや緩和病棟《かんわびょうとう》での診療が普通になった現在では、このような治療の場合でも、きちんと説明があるはずです。症状をとり、よい状態を1日でも長く保つことも、がん治療では大事なことです。

放射線治療は辛い治療か

テレビや新聞で「辛い放射線治療と抗がん剤治療を克服し……」ということがよく言われます。本当でしょうか。

放射線治療は、放射線の当たる場所、範囲と量により副作用がまるで違います。放射線の量が多くても当たる範囲が小さければ何の副作用もでません。一方、骨髄移植前の全身照射のように、線量が少なくても当たる範囲が大きければ副作用が強くでます。治療開始前に説明があると思いますが、この点が大事です。多くの場合、副作用はあまり問題になりませんが、口、鼻、のどなどや、子宮や泌尿器《ひにょうき》の病気で骨盤全体を照射するときは、確かに辛いと思います。口、鼻、のどの場合は口内炎がかなり強く出ます。また、味がなくなり、口が渇《かわ》いてしまいます。骨盤の場合は下痢《げり》が起こります。女性はそうでもないのですが、男性は下痢に結構弱くて、中断しないといけない場合もあります。

ただ、以前よりは副作用対策がよくなっていますので、放射線治療専門医や看護師に相談していただくのがよいと思います。

新潟大学にいるころに、高校時代の恩師が前立腺がんで受診されました。当時新潟大学ではIMRTができなかったので、京都大学にお願いしました。入院でIMRTを受けている期間に病院にお見舞いに行ったところ、もぬけの殻でした。この人はちょっと不良で、伏見に利酒《ききざけ》に行ったらしいです。あきれてしまいました。入院も必要なかったのですが、ホテル代を浮かすためだったらしいのです。

ホスピスや緩和治療では放射線治療はしてはいけないのか

ホスピスや緩和医療では積極的な治療をしないというのが原則です。ここで誤解があって、がんを治す積極的な治療はしないのであって、症状をよくする治療は絶対にやるべきです。放射線治療はがんを治す治療であると同時に、がんの症状をとる有効な治療方法です。1回おこなうことですむ場合もたくさんあります。

国が麻薬の治療を勧《すす》めているためか、痛みをとる治療を麻薬だけに頼っている医師が多くいますが、放射線治療で、麻薬も不要になったり減らしたりできます。麻薬が効《き》きにくいこともあります。痛みがある場合は、主治医に放射線治療の可能性を相談してみてください。

放射線治療は万能な治療方法か

放射線治療は周囲の重要な臓器に大きな副作用が起きない範囲で効果を得られるだけの放射線を病気に照射する必要があります。また、強力な治療法ですので、放射線が照射された部分の病気は、消えたり小さくなったりします。劇的な効果があることもあります。しかし、病気の種類や、場所によっては、効果がでる前に周囲の臓器に副作用がでることもありますので、万能な治療法ではありません。

有名な女優さんが、特殊な放射線治療で症状がよくなったという話があります。しかし、私たち専門家からみれば、普通の装置で、普通の治療を受けただけではないかと思います。ピンポイントで照射する治療は、保険診療するためには条件がたくさんあります。これを無視して治療するために自費診療になったのだと思います。いつの間にか神話になっています。しかし、実は、保険診療の範囲でも十分治療可能ではないかと思います。

放射線治療中は家族も被ばくするのか

患者さんに「孫がいるんですが放射線治療しても大丈夫ですか」と、よく質問を受けます。お孫さんが被ばくされるのではないかとのご心配で、もっともなことだと思います。

実は、体の外からの放射線を当てる外照射の場合、治療室内で放射線の照射がおこなわれている間だけしか放射線は存在していません。照射が終われば、どこにも放射線はありませんので、お孫さんが被ばくすることはありません。ちょうど、電気のスイッチを切れば光がないのと同じです。胸のＸ線写真やＣＴを撮影するのと同じです。高線量率腔内照射ＲＡＬＳの場合も同じです。ただ、前立腺がんの永久刺入小線源治療《えいきゅうしにゅうしょうせんげんちりょう》や、放射性同位元素を使用するヨウ素１３１やラジウム２２３の治療では注意が必要です。それは、放射線を出す物質（放射性同位元素）が体の中にあるからです。注意が必要な場合には、国の基準で治療前に十分な説明があると思います。

放射線治療は一度おこなうと二度とできないのか

放射線治療は周囲の重要な臓器に大きな副作用が起きない範囲で効果を得られるだけの放射線を病気に照射する必要があります。同じ場所を再治療する場合は、周囲の大事な臓器が耐えられるとされる線量を超えてしまう可能性があります。

「それぞれの病気での放射線治療」の章の病気ごとの解説に、6か月以上たってから起こる副作用の説明があります。実は、この副作用が起きない範囲で放射線治療をおこなっていますので、実際は起きないと思っています。しかし、2回目の治療では、1回目と合計するとこの線量を超える可能性があるので、よほどの利益がないかぎりおこないません。ただし、利益がとても大きい場合には2回目の治療をすることはあります。

部位が違えば、何の問題もなく放射線治療は可能です。最近、10年前にのどのがんで放射線治療して声を残したまま完治された方が、今回、前立腺がんで受診されました。骨盤には前回治療はしていませんので、全く、問題なく放射線治療をおこなうことができました。

放射線治療で髪の毛が抜けるのか

放射線に被ばくすると髪の毛が抜けるということが、私たち、日本人にはすり込まれています。広島・長崎で被ばくされた人たちの髪の毛が抜けたということがとても印象深く記憶されています。確かに、ある線量以上の放射線を毛根に被ばくすると、髪の毛が抜けてしまいます。広島・長崎での被ばくは、髪の毛の毛根も含めた全身の被ばくでした。ある線量以上被ばくされた方の髪の毛が抜けてしまったのです。

放射線治療でも、脳の病気で頭に放射線を照射する場合には、かなり高い確率で髪の毛が抜けてしまいます。それ以外でも、のど・鼻・口の病気ではひげが抜けてしまったりします。逆に言うと、ある程度の放射線が毛根に当たらなければ、脱毛は起きません。たとえば、前立腺の病気の治療では、髪の毛は抜けません。肺の病気の治療でも、放射線では髪の毛は抜けません。

がんの治療では、最近、放射線と同時に抗がん剤の治療をおこなうことが多くなりました。抗がん剤は全身に回ります。抗がん剤でもやはり髪の毛が抜けます。髪ばかりではなく、全身の毛が抜けてしまいます。眉《まゆ》も、うぶ毛もみんな抜けてしまいます。

このために、放射線治療で髪の毛が抜けたと誤解されることもしばしばです。患者さんに、病気のことを十分説明しないで、抗がん剤を使用していた時代では、完全に放射線治療のせいにされていました。

放射線治療は当たった所にしか効果はないのです。副作用も当たった所にしかでません。つい先日も、10年程前に食道がんの放射線治療をおこなって完治された方が、久しぶりに「相談があるのですが」と不安そうな面持ちで受診されました。最近、腰の筋肉に異常が見つかって心配しているが、ある整形外科医から放射線治療が原因だと言われたとのことでした。放射線は胸にしか当たっていないので、腰の筋肉には影響がでるはずがありません。画像を見ると、食道の病気になる前から筋肉に異常があるようでした。

多くの医師は、放射線治療の勉強をちゃんとしたことがないようです。自分で説明ができないことがあると、苦し紛れに放射線治療が原因だと言うことをしばしば経験します。学生時代にちゃんと講義を聴いてほしいものです。

ある医師会に呼んでいただき、放射線治療の講演をしたときも、聞きに来てくださった人はあまりいませんでした。放射線治療は日ごろの診療には関係ないですものね。

治療と仕事の両立

放射線治療を受けたら仕事は続けられないのではないかしら、と心配される方がほとんどです。実は、がんで仕事を辞められる方が多く、今、これが大変問題になっています。政府や研究機関でもなんとか就労《しゅうろう》を続けられるようにしたいと政策を練《ね》っているようです。

放射線治療は辛くて、入院するか自宅での安静が必要ではないのかと思っている方も多いと思います。確かに病状によっては、しばらくの入院や安静が必要な場合もあります。一方、手術等の短期間の入院後は、外来で治療可能な病状の方もたくさんいらっしゃいます。乳がんの多くの場合や前立腺がんなどは、外来での治療が主体です。乳がんの温存《おんぞん》手術を受けられたあと、外来で3～5週間程度の術後の放射線治療を受ける場合や、前立腺がんの放射線治療などです。

乳がんの術後照射の患者さんも、夕方の遅い時間帯を希望される方が結構たくさんいらっしゃいます。仕事を終えてから、あるいは少し早退して治療に来られている患者さんたちです。当院の放射線治療の予約は、夕方が混んでいます。わざわざ他院から夕方の放射線治療を受けるためにおいでになる患者さんもたくさんいらっしゃいます。病状や治療法によっては、仕事を休まずに続けることが可能な場合も多いので、医師と相談してみるのがよいと思います。

心や経済などのサポート

がんと告げられると心の不安、仕事の不安、治療費の不安などが次々にわいてきます。医師はこのような問題にはうといので、あまり役には立ちません。病院には医師ではない専門家がこのような不安についていろいろと相談にのってくれる部署を用意しているところも多いと思います。特にたくさんのがん患者さんが治療を受けている施設では、そのような施設があるのではないかと思います。主治医に聞いてみるとよいでしょう。

2章　放射線治療の最前線

スタッフ

放射線治療は医師、看護師ばかりでなく、放射線を照射する診療放射線技師、放射線の精度を管理したり、放射線の当て方を工夫したりする医学物理士が重要な役割をはたしています。それ以外にも事務員、看護助手、臨床工学士、器材の整備をしてくださるスタッフ、環境の整備スタッフなど多くの人たちのチームにより運営されています。

医師《いし》（放射線腫瘍医《ほうしゃせんしゅようい》・放射線治療医《ほうしゃせんちりょうい》）

放射線科あるいは放射線治療科、放射線腫瘍科に所属する医師です。内科医のように患者さんの訴えを聞き、ていねいに診察して、適切な治療法を提案します。必要な説明をおこない、患者さんの質問にていねいに答える必要があります。治療中は少なくても1週間に1回は診察して、治療が順調に進んでいるか、副作用がでていないかなどをチェックします。必要により、適切な処置をし、説明をします。患者さんは不安いっぱいですので、適切なお話が重要です。治療終了後も、効果が予定どおりでているか、副作用《ふくさよう》は大丈夫かを定期的に診察します。

最近テレビで話題になったラジエーションハウスにでてくる医師も放射線科医ですが、放射線診断（画像診断《がぞうしんだん》）を専門にしている人たちです。放射線腫瘍医（治療医）は、放射線治療を中心にしてがんの治療をしている医師です。昔、医療が未発達な時代には、主に放射線を用いた診療をしている医師という意味で放射線科医がいました。しかし、医療がとても発展して、画像診断と放射線治療両方を1人ですることが困難になっています。画像診断の医師は、患者さんを診察することがほとんどありません。一方、私たち放射線腫瘍医は患者さんと常に向き合っています。患者さんに対する向き合い方が180度異なります。画像診断の医師と話をしていて、「臨床《りんしょう》の先生方は」という言葉がよくでてきます。私たちは、いつでも患者さんに寄り添っている臨床医だと思っていますので、「あんたらは臨床医じゃないのかよ」と思ってしまいます。

日本の制度では放射線科専門医を取得しないと、放射線治療専門医にはなれないことになっています。そのためには、がん診療に無関係な頭の特殊な病気の画像診断などを勉強しなくてはなりません。米国では、放射線腫瘍医と放射線診断医はまったく別のトレーニングを受けることになっています。放射線治療専門医になるためには、特殊な画像診断の勉強をするより、がんのことをもっと勉強することが患者さんのためになると思います。たとえば、手術や抗がん剤の勉強が大事ではないでしょうか。

昔、皮膚科と泌尿器科《ひにょうきか》が同じ科だったことを皆さんご存知ですか。その証拠に、つい最近まで皮膚泌尿器科という診療科がありました（＊）。皮膚の病気を担当する皮膚科と、おしっこ関連が主な担当の泌尿器科が一緒だなんて、今では考えられないですね。放射線診断と放射線治療も同じようになると思います。何年かしたら、同じ診療科だったなんて信じられないということになると思います。現実に、日本以外の先進国ではそうなっています。

＊平成20年3月31日厚労省告示（医政発第０３３１０４２号）

看護師《かんごし》

医師にはなんとなく聞きにくいことにも対応してくれる看護師さんは、患者さんにとって頼りがいのある存在です。私たち医師にとっても、患者さんの細かな状態の報告や処置をしてもらえるので、どれだけ良いチーム医療ができるかわかりません。

がん放射線療法看護認定看護師という制度があります。この資格を取るためには、現在、全国で2か所（千葉県、福岡県）しかない「がん放射線療法看護認定コース」で6か月以上、実習も含めて研修する必要があります。このようなトレーニングを受けることで、これまで各施設で独自に工夫してきた放射線治療時の看護を、より良いものにできるのではないかと思います。私の施設からも、今1人勉強に行っています。でも、この資格が個人資格のために、たいていの場合、研修の期間を看護師さんは休職しなくてはならず、学費も私費でまかなっていることが多いようです。もう少し、社会的に認知が必要ではないかと思います。

診療放射線技師《しんりょうほうしゃせんぎし》

患者さんに毎日接してくれるのが診療放射線技師です。診療放射線技師は医師や看護師と同じように国家資格です。患者さんの正しい位置に正確に放射線を照射することが第一の仕事です。照射するばかりでなく、同時に患者さんの体調や、照射する部分の状態もチェックしています。また、前立腺がんの治療で、腸内のガス抜きなどの簡単な処置も可能です。

実は、診療放射線技師の仕事はこればかりではありません。常に機械の状態の確認（通常、毎朝治療開始前、毎週および毎月の定期チェック）、附属機器の作動《さどう》確認、放射線治療計画の実施、計画どおりに放射線が照射できるかの確認、その他とても多くの仕事を患者さんの見えないところでしています。技師にも放射線治療認定技師制度があります。

医学物理士《いがくぶつりし》

完全に裏方の仕事です。診療放射線技師がさらに資格を取る場合と、理学部や工学部の大学院を出た人が資格を取る場合があります。いずれにしろ、放射線物理に関する高い知識と技術を持った人たちです。新しい治療方法の開発、日頃の放射線治療機器の精度の管理、高精度放射線治療計画などに携《たずさ》わっています。

私たち医師でもある程度物理のことはわかりますが、最近の高精度放射線治療は理解できません。この部分を放射線の物理の専門家である医学物理士が担《にな》っています。

医学物理士のおかげで、現在の高精度治療が可能となっているといっても過言ではありません。

順天堂医院では、患者さんが物理のことで疑問がある場合には、医学物理士外来もやっています。

事務員《じむいん》

事務員の仕事は単に受付をしているばかりではありません。医師の補助としてカルテ記載、診断書類の下書き、業務内容の報告、その他もろもろのことをやっています。新聞や雑誌に〇〇がんの病院ごとの症例数などがでることがしばしばあります。以前は医師が全部症例数を数えていましたが、とても大変でした。私たちは少しでも患者さんのことをしたいのに、メディアの商売のために時間がとられていました。患者さんにもある程度の情報になるのでむげにも断《ことわ》れません。今は医療事務員が、医師に代わって症例数を出したりしていますので、医師でなければできない仕事に専念することができます。

その他のスタッフ

多くの人たちが毎日放射線治療部門で働いています。この中で1人でも欠けたら良い診療ができません。放射線治療部門でスタッフを見かけたら、そんな風に思っていただけると嬉《うれ》しく思います。

放射線治療の手順

放射線治療では、病気の細胞《さいぼう》が正常の細胞より放射線に弱いことを利用して治療をしています。少ない量の放射線を毎日照射すると、病気の細胞はしだいに死滅していきますが、正常の細胞は回復力が強く、たとえ一時的に弱っても元に戻る力を持っています。ただし、一度にたくさんの線量を照射すると正常の細胞も痛んで重い副作用が出てしまう可能性が高くなるので、通常は数週間かけて少しずつ治療をします。

治療の手順としては、

1　診察と説明
2　治療計画ＣＴ
3　コンピュータによる治療計画と計画の確認
4　実際の治療

です。

診察

主治医からのお手紙や、事前におこなう多くの医師やそれ以外の医療スタッフとの検討会（キャンサーボードとかカンファレンスとかとよばれます）の結果に基づいて患者さんの診察をおこないます。

はじめに、これまでの病気の経過や、どのような症状なのかをお聞きします。主治医と同じことを聞かれるかもしれませんが、放射線治療をおこなう立場からも大切なことですので、詳しくお聞きする必要があります（図7）。

図7

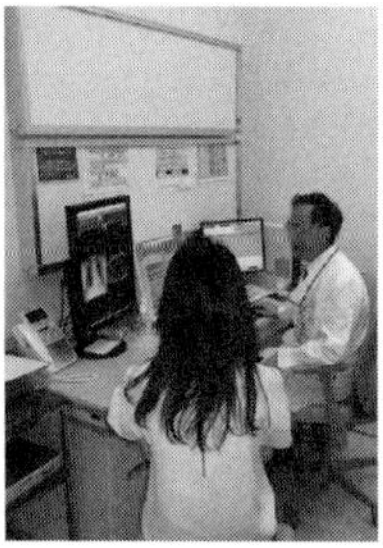

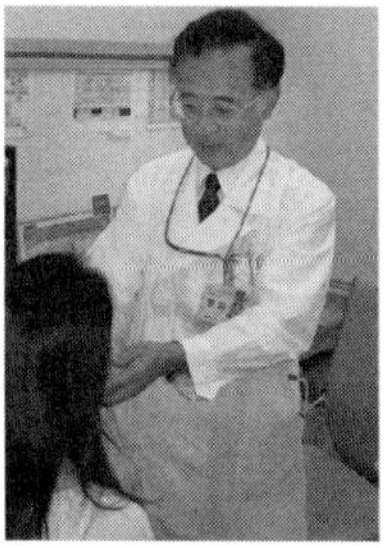

次に、内科や外科の医師と同じように、患者さんの体を見たり、聞いたり、触ったり、押したり、たたいたりして病気の状態を調べます。同時に、これまでに

受けた画像検査や血液検査結果を拝見します。これらの結果から、放射線治療をおこなうか、おこなう場合はどうしたらよいかを考えます。病状によってはもう一度検討会をおこなって、放射線治療をおこなうかどうか決めることもあります。

説明と同意

放射線治療ができそうだとなったら、次に患者さん、ご家族への説明です。どんな病気か、なぜ放射線治療が必要か、放射線治療の方法、効果、副作用はどのようなものかなどを、文章や写真を示しながらわかりやすく説明します。このときに、こんなことを聞いたら医師に失礼ではないかと思われる患者さんがいらっしゃるようですが、そのようなことはありません。当然、患者さんには初めての話ですので、わからないことだらけのはずです。ぜひ、質問してください。

時々「しろうとの質問でもうしわけないのですが……」と質問される方がおられます。たいていの方は初めてですので、皆さんしろうとです。遠慮しないで何でも聞いてほしいのです。私は診察、説明に1時間を予定しています。いろいろ聞いていただいても、時間は十分にあります。

手術を受ける場合、入院している病棟に説明室という場所があって、主治医や看護師が立ち会ってゆっくりと説明が聞けるはずです。私たちの診察は外来《がいらい》でおこなっていますが、放射線治療は手術と同じくらい効果のある治療ですので、同じくらいの説明は必要と思っています。

治療計画CT

治療を始める前に、放射線を照射する部位を正確に決めるため、治療計画用のCTを撮影します。時間は30分くらいです。

治療計画用のCTは、放射線治療のために特別にデザインされたCTです。CTは体の輪切りのX線写真を撮影する装置です。私が医師になったころは1㎝くらいの厚みの部分を1枚の写真にしていました。また1枚撮るのに5～15秒かかりました。この間に呼吸などで体が動いてしまいます。このため画像がぼけてしまってなかなか正確な位置がわかりませんでした。現在はCTの性能が上がったので、5秒くらいの間にすべての撮影が可能で、1～2㎜厚のとても細かな画像ができます。

治療用のCTでは、放射線治療をするのと全く同じ姿勢でCTを撮影します（図8）。

放射線治療をおこなうときと同じで普通に呼吸をしながら撮影する場合と、息を吸った状態やはいた状態で止めていただいて撮影する場合があります。また、呼吸の状態を把握するために胸やお腹に小さな目印や器具をつけて撮影することもあります。

撮影が終わると、体に消えにくいインクやシールで印をつけます。光が出てCTの基準点を示すので、その部分に印をつけています。印は通常、体の前と左右についています。放射線治療をするための基準点となる、とても大事なものですので消さないようにしてください。ただし、この印はあくまでもCTのための点ですので、実際の治療が始まると別の部位に印を描《えが》くことが多いのです。よく患者さんから、「印の位置が前と違うようだがだいじょうぶですか」とのご質問がありますが、このような事情からです。この印は、治療が終わるまでは消さないようにお願いします。

放射線治療中は横になっていただくのですが、人間の体ですからどうしても動いてしまいます。放射線を照射するとき

図８

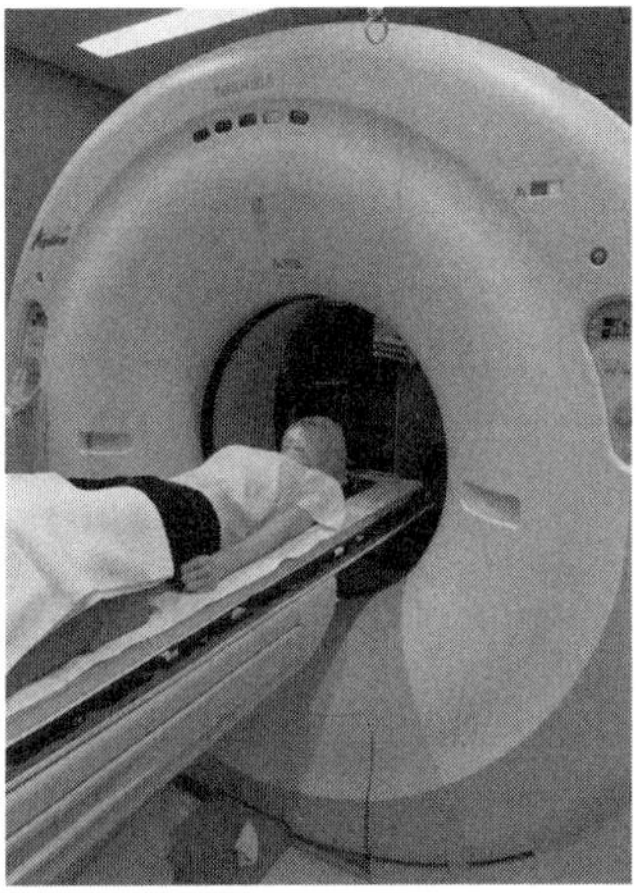

図 9

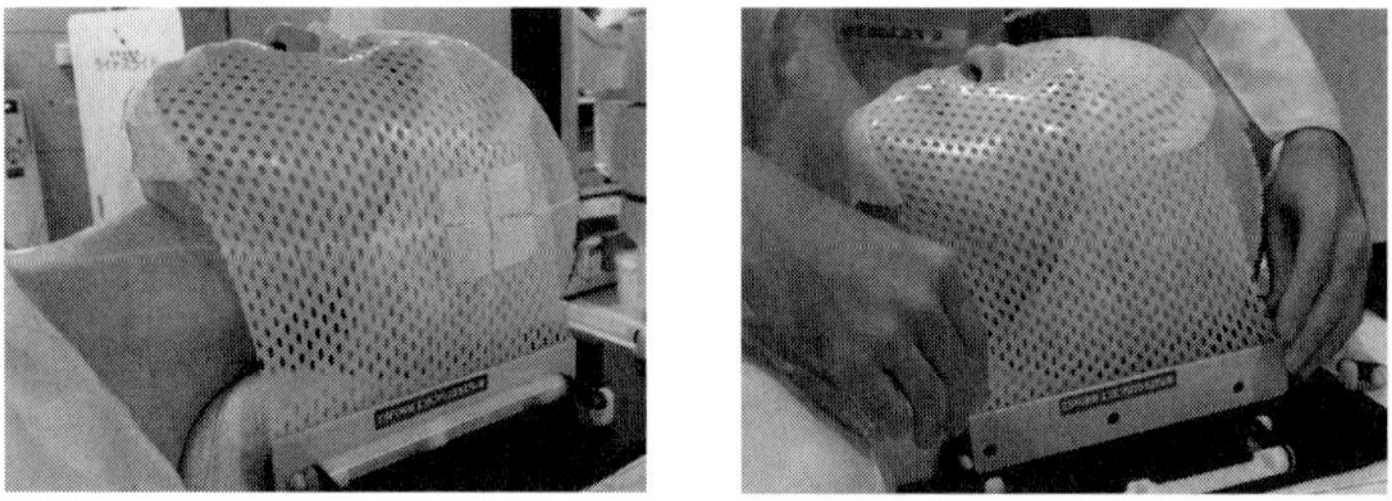

は動きに対応して、少しのりしろをつけて照射する範囲を決めています。でも、なるべくのりしろは狭いほうが、病気の周りの正常な部分の被ばくが少なくてすみます。患者さんの動きを小さくするためにシェルというお面のようなもの（図9）や、全身を固定する道具を使用することもあります。シェルはプラスチックでできていて、温めると軟らかくなります。それを患者さんの顔に当てて型をとります。初めてシェルを使う前に、自分の顔で作ってみました。ちょうど、散髪屋《さんぱつや》さんの蒸しタオルのような感じでした。冷えると硬《かた》くなりますので、いつも同じ状態で顔を固定することができます。

　固定の程度によりいろいろな種類があります。主に頭や頸《くび》、のどなどの治療をするときに使います。このシェルに印を描くことが多いのですが（図9左）、私が医師になったころは、このような固定具がなく、直接、お顔に描かせていただいていました。お顔に○や×印がついて、とても格好が悪くて外出ができません。現在は、シェルに描くため、全くお顔に印がつくことはありません。

図 10

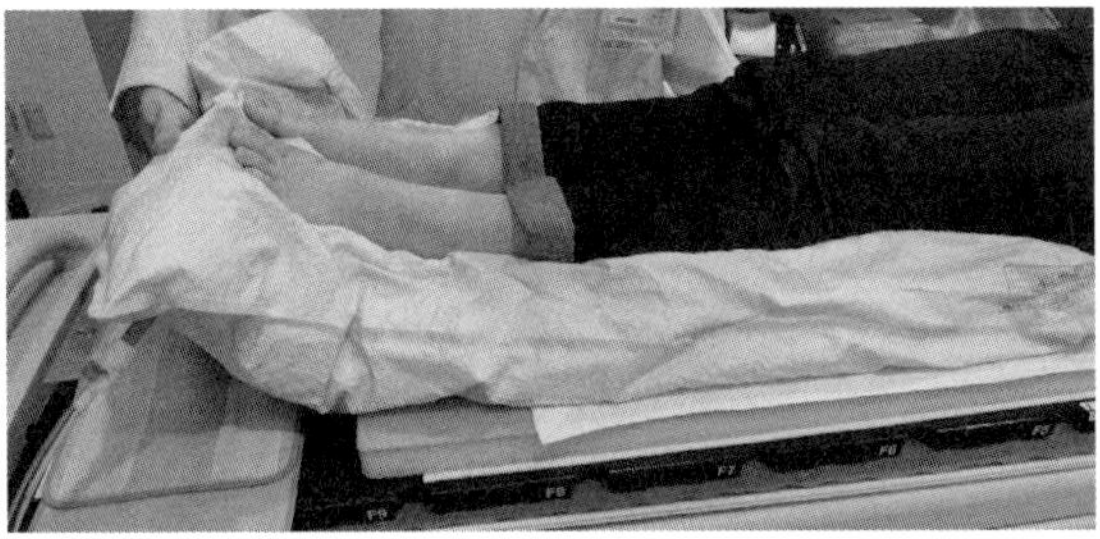

全身の固定具にもいろいろあります。私たちが使っているのは、ビニールの中に発泡スチロールの粒《つぶ》がたくさん入っているものです。その上に横になるとへこみができますので、その状態で空気を抜くと、硬くなって型が固定されます。ちょうど、布団圧縮袋のようなものです。その上に、治療のたびごとに寝ていただきます（図10）。施設によっては、顔用のシェルと同様に、プラスチックの固定具を作成する場合もあります。

放射線を当てる目印は、体の位置を正確にする目的があります。毎回の治療の位置はこの線で確認しますので、消さないようしましょう。もちろん、消えにくいインクで描いていますので、無理に消さなければ消えないと思います。ただ、消えやすい方もいらっしゃいます。万一、印が薄くなったり、にじんで消えかかっても、ご自身では描き足したりせず、かならず担当者にお知らせいただき、治療する体位で描き足す必要があります。アメリカでは点状の入れ墨を何か所かに入れていました。

体に描く印ですが、なるべく落ちにくいインクやシールを使っています。インクの場合、どうしても落ちてしまって、しかも下着などの衣服につくことがあります。そうすると、今度は落ちにくいため、洗濯しても色が残ってしまうことがあります。放射線治療時には、あまりおしゃれな衣服はおめしにならないほうがよいと思います。

コンピュータによる治療計画と計画の確認

撮影したCT画像をもとに、治療計画装置とよばれるコンピュータを用いて詳細な治療計画を作成します（図11）。

目的とする部位のみに必要な放射線を当てるためには、どの方向からどのような方法で放射線を照射したらよいかの計算をおこないます。この作業計算

図11　治療計画装置での計画

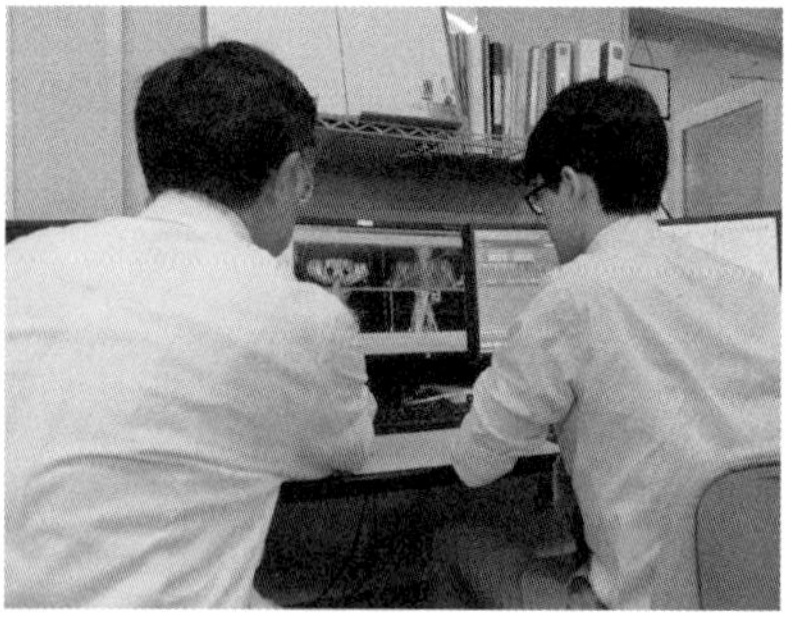

には通常2～7日程度かかります。計画ができたら、実際にその通り照射できるかを、模型を使って試してみます。特に、後で説明する強度変調放射線治療（ＩＭＲＴ　アイエムアールティー）などの超高精度治療をおこなうときは、この確認作業が重要で、やはり数日必要になります。

治療計画の実際

ＣＴ画像が最も重要ですが、それ以外にＭＲＩ（エムアールアイ）、ＰＥＴ（ペット）などの病気やそのまわりの体の大事な部分がしっかり写っている画像を治療計画装置に取り込みます。図12はＣＴとＭＲＩ画像を重ね合わせたものです。この場合はＣＴでは病気や正常な部分がわかりにくいのですが、ＭＲＩでははっきりわかります（矢印）。画像を重ね合わせると、ＭＲＩで病気の部分の輪郭を描くことができます。ＣＴはＸ線を使って撮影しますので、どの部分にどれだけ放射線がとり込まれるかがわかるため、放射線量を計算するためにどうしても必要な画像です。

まず、ＣＴ等の画像の上に、病気の部分を描き込みます。次に、画像では認められないけれど、細胞レベルでは病気が存在するかもしれない部分を追加します。３番目に体の動きや、治療装置の不確かさを考慮したのりしろを加えます。4番目に病気の周囲の放射線をあまり照射したくない臓器、ここでは脊髄《せきずい》とよばれる太い神経、唾《つば》を出す耳下腺《じかせん》が描かれています（図13）。

　さて、いよいよ放射線を照射する計画を立てます。先に描いた病気＋のりしろには十分な量が照射され、大事な臓器には安全な量以下に抑えるための工夫をします。今では、強度変調放射線治療という方法を使うと比較的簡単に達成することができます。図13では脊髄や耳下腺の線量が低く抑えられていることがわかると思います。等高線のように放射線量が線で表されています。

図 12　CT と MRI の画像融合

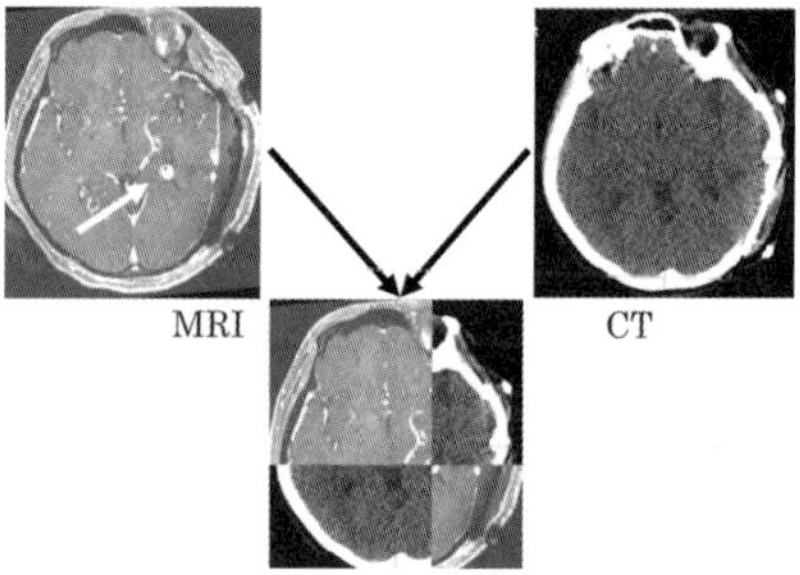

図 13

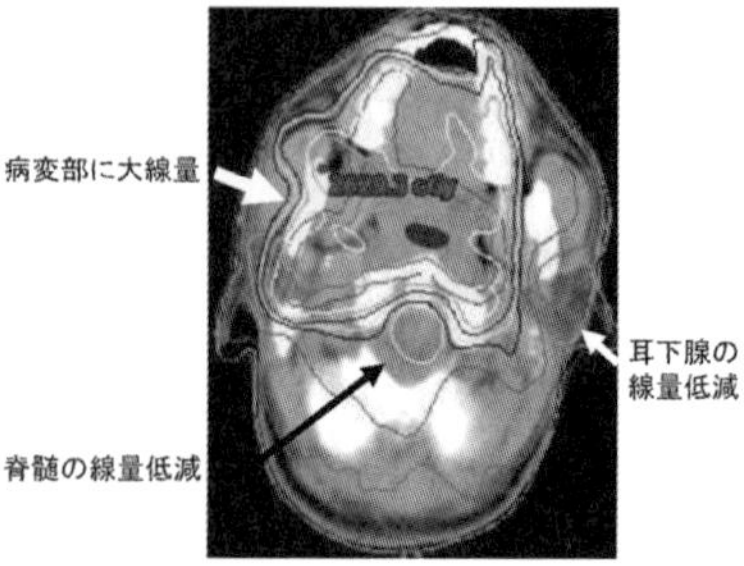

実際の放射線治療

放射線治療室《ほうしゃせんちりょうしつ》に入ってみましょう。

大きな部屋の真ん中に大きな機械が置いてあります。テレビモニターも何台かまわりにあります。なんとなく怖い感じがしますが、安心してください。担当技師に預けておいたお気に入りのＣＤが流れています。

図 14　放射線治療装置（リニアック）

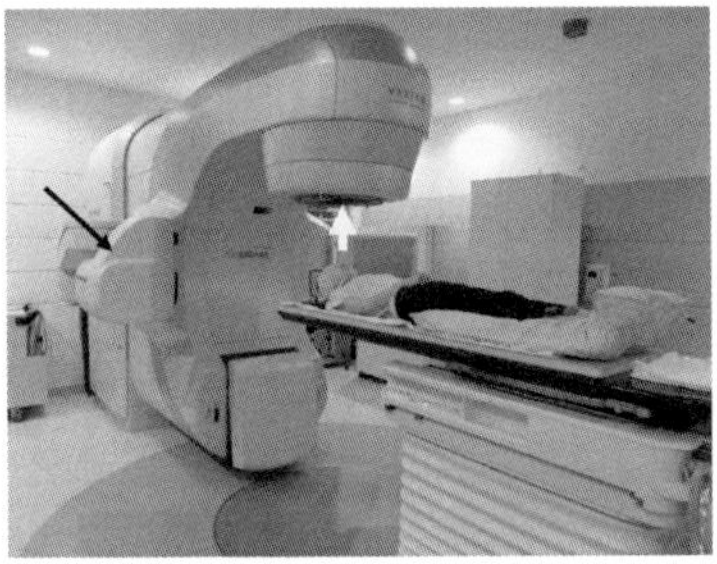

図 15

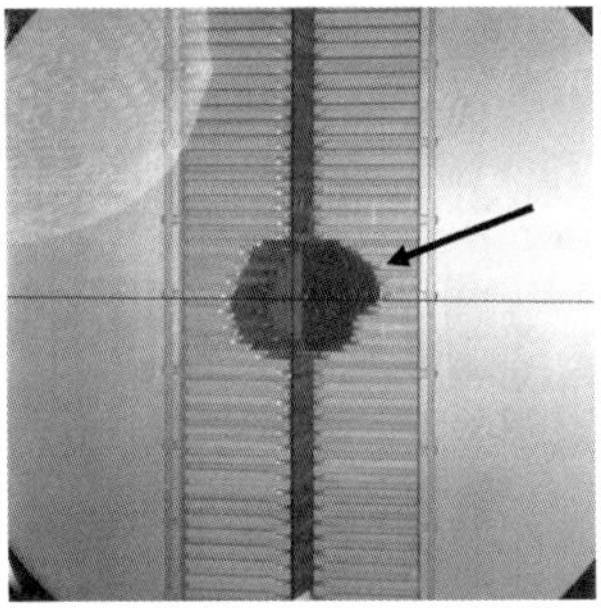

治療装置の説明をします。通常使用されるのはリニアック（日本名　直線加速器）です（図14）。白矢印の所から放射線（Ｘ線と電子線）が出てきます。放射線の出口には、放射線の形を整える

コリメータとよばれる櫛《くし》のような機械が付いています（図15）。それぞれが5㎜幅で、出たり入ったりすることで、放射線の当たる部分の形を整えることができます。矢印で示した部分から放射線が出てきます。これは放射線が出ている間にもコンピュータ制御で動かすことができます。放射線の出口が付いている架台《かだい》はベッドのまわりを360度回転できるので、患者さんのいろいろな方向から照射することができます（図16）。

図 16

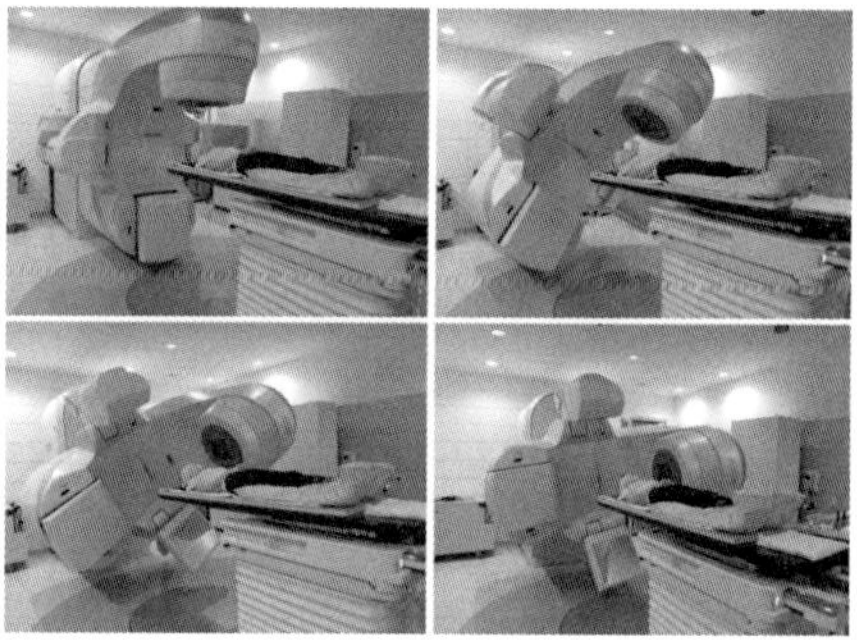

ベッドは通常、図17右のように機械にまっすぐにしか入りませんが、必要な場合にはそれぞれ左右へ90度まで動かすことができます（図17）。たとえば90度回すと、患者さんの頭方向から放射線を照射することができます。

治療用の放射線が出る部分とちょうど90度の位置に診断用のX線照射装置とその検出器がついています。これを用いると、治療直前や治療中にX線写真やCTを撮ることができ、位置の確認に用います（図14　細い矢印）。

図 17

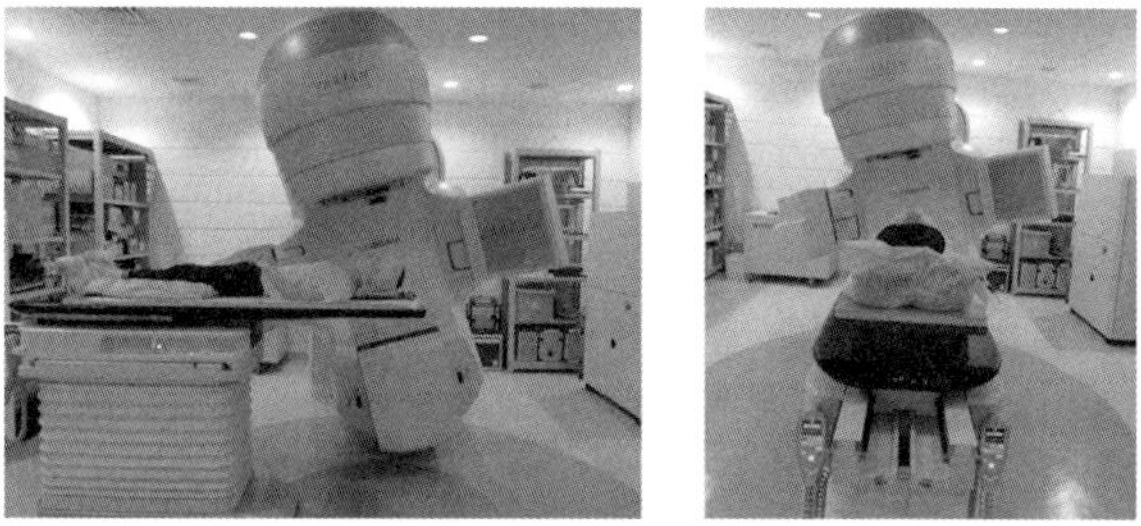

さて、いよいよ治療です。

技師がお名前とお誕生日を確認したのち、治療装置のベッドの上にご案内します。頭やのどの場合はそのままのことが多く、胸や腹部のときはガウンに着替えていただくことが多いです。ですから、着替えやすい服装でお願いします。ボディスーツやワンピースはできれば避けていただいたほうがよいと思います。ＣＴ撮影時に作成したお面（シェル）や固定具を使用して動かないようにしていただきます。

部屋が暗くなるとブルーまたは赤い光が上と横から出てきます。この光と体の印とを合わせることで、体の位置を決められた場所へ移動します。この状態で治療することもありますが、さらにＸ線写真やＣＴを撮影して位置を確認します。

次に実際の放射線照射が始まります。一方向に5～30秒くらいの治療です。あるいは機械が体のまわりを30秒～1分くらいで1周しながら照射する方法もあります。照射時は通常は普通に呼吸をしていただきますが、必要によっては呼吸を止めていただくこともあります。1回にかかる時間は、放射線治療の部屋に入ってから出るまでに10～15分ですが、特殊な治療では30分くらいかかることもあります。

これで終わりです。

この治療を毎日、月曜日から金曜日まで週5回必要な回数をおこないます。

治療を受けるときに注意すること

放射線治療を受けるのだから、さぞかし大変だろうと思っていらっしゃるかと思います。後に述べる一部の部位の治療を除《のぞ》けば、あまり大きな副作用はありません。特に放射線治療期間中にはありません。ですので、これまでと同じ生活をしていただいても大丈夫です。私の患者さんの多くはお仕事や趣味をそのまま続けていらっしゃいます。

放射線治療に使われるX線は紫外線の仲間です。夏に海水浴へ行くと、背中に日焼けをします。放射線治療中の副作用も、ちょうど日焼けのようなもので、放射線の当たった部分にでます。図18は右乳房がんの乳房温存療法で右乳房への放射線治療をほぼ終了した時点での皮膚の状態です。矢印で示した部分がわずかに着色しています。なお、この写真は患者さんから放射線治療の後輩の皆さんのためにということで撮影させていただきました。

皮膚に見える線は照射範囲の目印です。日焼けは皮膚だけですが、放射線治療では体の中の病気の周囲が日焼けをすると想像するとわかりやすいです。日焼けでも、5分くらい日なたに出たくらいではたいしたことはありませんが、1日中出ていると皮がむけてひどい目にあいます。放射線治療も同じで、回数が進むとたくさん放射線が照射されますので、炎症反応が強くなります。

図 18

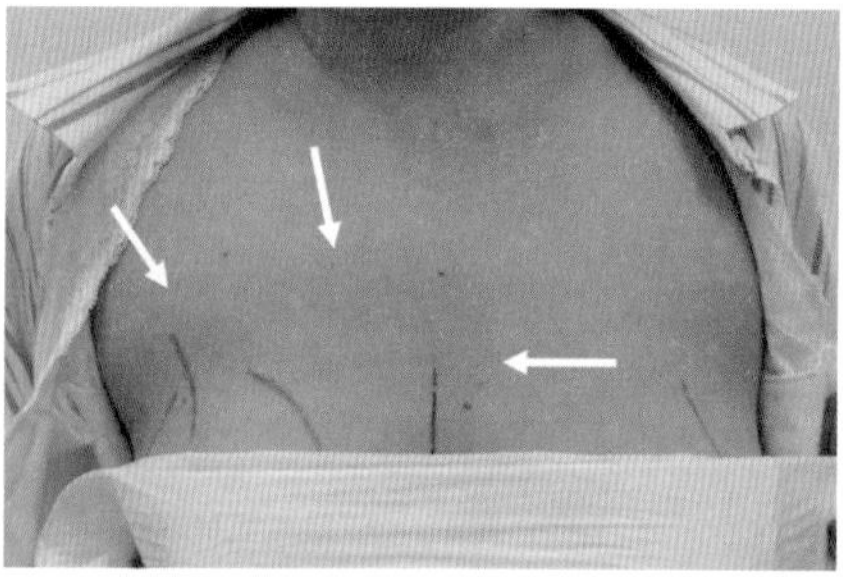

口、鼻、のど、食道などの病気の放射線治療では口、のど、食道が日焼け状態になります。ちょうど風邪《かぜ》を引いてのどが痛い状態と同じようになります。腹部でも軽いですが同様になり、下痢《げり》をすることがあります。お酒とたばこは炎症症状があるときは慎《つつし》むのがよいと思います。食事は極端でなければ、何でも結構ですが、のどや口が痛いときには、刺激の強いもの、辛いもの、酸《す》っぱいもの、硬《かた》いものなどは避けたほうがよいでしょう。私の基準は、食べて痛みが増したりしなければＯＫです。果物が意外としみることがあります。

頭、口、鼻、のどや乳房の治療では皮膚が治療部位になることがあります。この場合、放射線の照射されている部分が日焼け状態になり、時には皮がむけることがあります。この部分はこすったりしないで、手に刺激の少ない石けん（ベビー石けんなど）をつけて優《やさ》しくなぜるように洗ってください。

科学的裏付けはないのですが、入浴剤を使用すると悪化する印象がありますので、入浴剤は避けたほうがよいと思います。同様に、温泉も避けたほうがよいと思います。温泉にはいろいろな成分が入っていて、酸性やアルカリ性のものも多くありますので、荒れた皮膚にはよくないように思います。同様に、日ごろ使っているクリームなどについても担当医に相談してください。成分によっては放射線による皮膚炎を悪化させる可能性があります。治療中は放射線治療担当医師が処方するクリームのみに限ってください。もちろん治れば、何を使っていただいても結構です。

放射線で日焼け状態になりますので、肌が露出《ろしゅつ》する部分の放射線治療をおこなっているときは、つばひろの帽子《ぼうし》をかぶるなど紫外線に当たらないように注意してください。この場合でも、放射線による皮膚炎を悪くする可能性がありますので日焼け止めのクリームなどは使わないでください。

放射線が皮膚にも当たっている場合に、その部分にばんそうこうなどを貼《は》ると、はがすときに皮膚も一緒にはがしてしまうことがあります。そうなってしまうと、大変痛いので放射線の当たっている場所にばんそうこうや湿布《しっぷ》などは貼らないでください。医師や診療放射線技師にどの部分に放射線が当たっているか、聞いてみるのがよいと思います。

もし、強い皮膚炎が起こった場合には、皮膚を清潔に保ったうえに、保護用の軟膏《なんこう》をぬったり、おおいを使って保護したりする必要があります。ただ、ご自身の判断ではやらないでください。必ず放射線治療の医師、看護師、スタッフに相談してください。普通のガーゼなどを使うと傷にくっついてしまいます。はがすときに皮膚もいっしょにはがしてしまいます。傷にくっつかない特殊なおおいがありますので、相談してみてください。

よく、乳腺《にゅうせん》の治療をされている方で、シャワーのみという方がいらっしゃいます。皮膚がむけていないかぎりは、しみない程度の温度のお風呂はかまいません。

放射線治療をおこなうための印をインクやシールでつけます（図18）。まれに、このインクにかぶれる方がいらっしゃいます。特に、皮膚インクと言われる施設独自で調合したものに多いようです。かゆみがあったら、担当医に相談してください。また、このインクが衣服につくと洗濯しても落ちないことがあります。放射線治療期間には、あまりきつい下着などはお着けにならず、着脱がしやすく、かつインクで汚れてもよいものをご使用ください。

禁煙は守ってください。喫煙《きつえん》は口、鼻、のどの病気ばかりか、それ以外でも悪い影響があります。私は、患者さんに「あれはだめ、これはだめ」とあまり言いませんが、禁煙は強くお願いしています。口、鼻、のどの病気で副作用のために、放射線治療を中断しなければならない人の多くが喫煙を続けておられます。

放射線治療中は毎日、あるいは週に1回の診察があります。疑問なことがあればいつでも医師や、それ以外のスタッフに遠慮なく聞いてください。大事なのは皆さんの体です。

治療の種類

一口で放射線治療と言ってもいろいろな種類があります。

また、通常の放射線治療も毎年進歩していますので、古い装置と新しい装置では外観が似ていても機能は格段に異なる場合があります。

放射線治療は大きく分けると、

1　体の外から放射線を照射する
2　体の内部に小さな放射線の出る器具を入れて、内側から照射する
3　放射線の出る物質を注射したり、飲んだりして体の内部から治療する

の3つがあります。

体の外から放射線を照射する（外《がい》照射、体外《たいがい》照射）

放射線治療の手順でもお示ししたように、体の外に放射線の出る部分があり、ここから体の中の病気をめがけて放射線を照射します。外照射といわれます。1回にかかる時間は15～30分くらいで、機械は患者さんには直接当たったり触ったりすることはありません。痛くもなんともありません。仰向《あおむ》きで寝ていれば治療は終わってしまいます。

体の内部に小さな放射線の出る器具を入れて、内側から照射する

放射線の出る物質（放射性同位元素《ほうしゃせいどういげんそ》・ラジオアイソトープ　ＲＩ）をチタンなどの体に反応しにくい金属のカプセルに入れたりした線源《せんげん》を使用します。カプセルに完全に密封されているため、放射線の出る物質はその辺に散らばることはありません。密封小線源治療《みっぷうしょうせんげんちりょう》とよばれます。

現在使用されているのは、子宮《しきゅう》の病気や前立腺《ぜんりつせん》の病気のときに用いるＲＡＬＳ

図 19

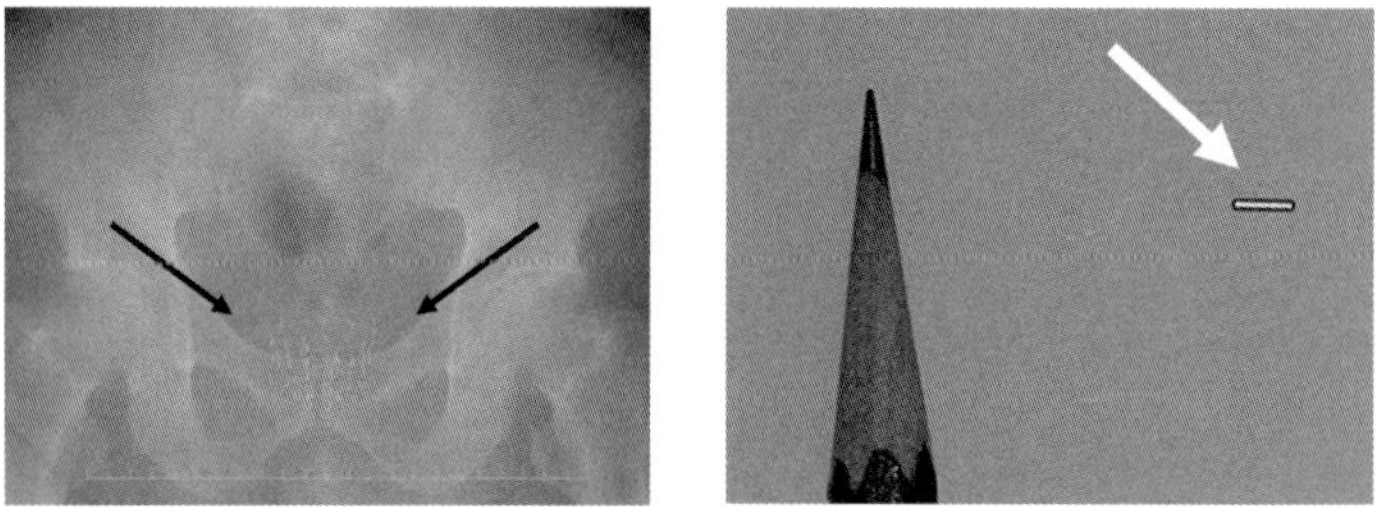

（ラルス）と、前立腺がんのときに用いるヨウ素１２５線源永久刺入療法《せんげんえいきゅうしにゅうりょうほう》です。

　ヨウ素１２５線源永久刺入療法は線源の形がちょうど種のようなのでシード（種）治療とも呼ばれます。図19右に示すようにシャープペンシルの芯《しん》を５㎜程度に切ったようなチタンのカプセル内にヨウ素１２５と呼ばれる放射線が出る物質が入っています。ヨウ素１２５から出る放射線は体を通過する能力が低いので、体の中に埋め込んでも周りの人が被ばくすることはありません。前立腺がんの患者さんでは、この線源60個前後を１～２時間で前立腺に刺入します。図表19左は刺入後の骨盤のX線写真です。がんの治療はこれで終わりです。線源は一生入れたままになりますが、１年も経つと、カプセル内のヨウ素１２５はなくなってしまいます。とても良い治療方法ですが、欠点は、病気が前立腺の外へ出ている場合に、放射線が届かないということです。この場合は、外照射と併用します。

RALSはremote after loading system（遠隔《えんかく》操作《そうさ》式《しき》後充填《こうじゅうてん》治療《ちりょう》システム）の略です。図20右は線源が入っている装置です。図左は婦人科の診察体位がとれるCTです。この治療をするときは、クッションを敷いた台の上に婦人科の診察をする体位で寝ていただき、病気の中や近くに直径2㎜くらいのチューブを固定します。チューブの位置をX線写真やCTで確認してから、チューブのどの位置に何秒くらい線源を置いたらよいか計算します。計算が終わると、実際の治療です。実際の治療は30分くらいですみます。線源の入っている機械とチューブをつないで、患者さん以外は別室へ移動後スイッチを押すと、コンピュータ制御で線源がチューブ内へ移動して放射線を照射します。照射中は何も感じません。終了すれば、チューブを抜いて治療は終了で

図20

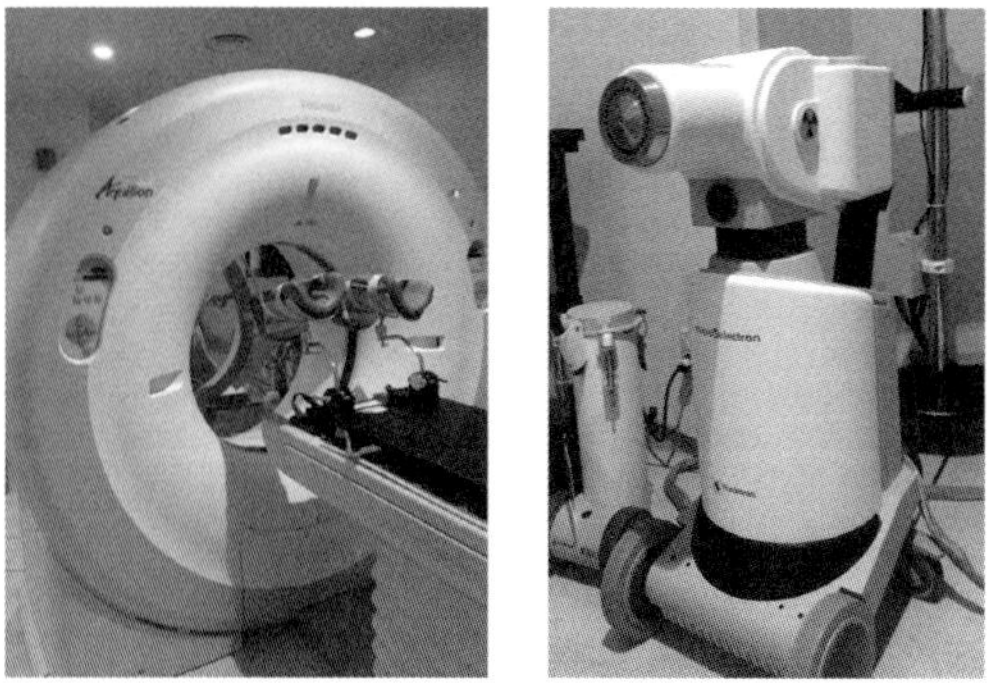

す。

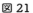

1回ですむこともあれば週1回、全5回くらい治療する場合もあります。前立腺がんの場合は、チューブを2日くらい入れっぱなしにして、朝と夕と1日2回、全部で4回程度治療することもあります。

図21

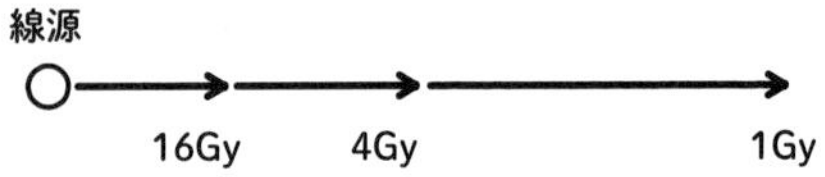

密封小線源治療がよい理由

放射線は光と一緒ですので、線源の近くにはたくさんの放射線が当たります。光の明るさは、光源からの距離の2乗に反比例して暗くなっていきます。距離が2倍になると明るさは4分の1、距離が3倍になると明るさは9分の1になります（図21）。放射線も同様で、線源の近くは大線量が当たりますが、少し離れるともうほとんど放射線が当たらなくなります。

小線源を病気の中や近くに置けば、その部分のみに放射線が大線量照射し、近くの正常な部分にはほとんど当たらないことになります。子宮頸《しきゅうけい》がんや前立腺がんでは手術と同等かそれ以上の効果を上げています。

放射線の出る物質（放射線同位元素・放射性アイソトープ。ＲＩ）を注射したり、飲んだりして体の内部から治療する

放射線の出る物資を水に溶《と》かして注射したり、お薬のカプセルに入れた状態で飲んでいただいたりします。よく使用するのは、甲状腺《こうじょうせん》の病気のときに使うヨウ素１３１カプセル、前立腺がん骨転移《こってんい》のときに使用するラジウム２２３注射液です。甲状腺はヨウ素を使って甲状腺ホルモンを作っています。体を元気にするホルモンです。甲状腺のがんも、甲状腺と同じ性質を持っていますので、ヨウ素をどんどん取り込みます。

甲状腺がんは肺などに細かな転移を起こすことがあります。肺にバラバラと散らばった転移を手術でとることはできません。抗がん剤も効きにくいので、普通の方法では太刀打《たちう》ちできません。このような場合に、甲状腺を手術で全部とったあとで、ヨウ素１３１のカプセルを飲んでいただきます。２～３日間は体から放射線が出るため、病院内の専用の部屋に入院していただきます。放射性ヨウ素も普通のヨウ素と同様に

表１　非密封放射性同位元素による治療

病名	放射性同位元素
甲状腺がん	ヨウ素 131
前立腺がん骨転移	ラジウム 223
悪性リンパ腫	イットリウム 90 抗ＣＤ 20 抗体
褐色細胞腫＊	ヨウ素 131 MIBG

＊非保険適応

がん細胞にとり込まれますので、その部分のみに放射線が照射できます。この治療を半年に１回ずつおこないます。病気がだんだんと消えていきます。甲状腺を全部とるのは、ヨウ素１３１が甲状腺に横取りされないようにするためです。

ラジウム２２３は、カルシウムとよく似た性質を持っています。私たちの骨は、骨を作る細胞と壊す細胞がバランスをとりながら、常に新しく作られています。前立腺がんが骨に転移すると、この骨の変化が盛んになり、かつバランスが崩れます。カルシウムが転移の場所にたくさん集まってきます。ラジウム２２３を投与するとラジウムもカルシウムと同様に転移の部位に集まります。ラジウム２２３から出る放射線はアルファ線とよばれるもので、細胞１個分しか飛びません。さらにＸ線よりも破壊力が大きいので、転移の部分にいるがん細胞のみをやっつけることができます。今は前立腺がんの骨転移にしか使用できませんが、将来は他のがんの骨転移にも使用できるようになると思います。

その他いくつかの病気に対しても、表1にあるような放射性アイソトープ治療がおこなわれています。

進化を続ける放射線治療

従来の放射線治療

私たちはリニアック（直線加速器《ちょくせんかそくき》）を用いて放射線治療をしています。リニアックはX線と電子線《でんしせん》を出すことができます。どちらも効果は同じですが、届く深さが違います（図22）。胸のX線写真（レントゲン）を撮影するときは、X線の出る部分が背中側にあって、前側にフイルム（現在はフィルムではなくイメージプレートとよばれる器具）が置いてあります。つまりX線は体を突き抜けているということです。リニアックから出るX線は胸部X線写真《きょうぶえっくすせんしゃしん》を撮《と》るよりも、もっと体を突き抜けやすい性質を持っています。X線は体の深い部分の治療に向いています。一方、電子線は皮膚、あるいは皮膚のすぐ下までしか届きません。ですので、浅い病気に主に使用します。電子線を使うときは、皮膚の近くまで筒《つつ》のようなものを近づけて治療します（図23）。

X線で病気を治療するときは、X線が体を突き抜けるため、正常な部分が広く照射されてしまいます。私が医師になったころの治療は前と後ろの2方向から放射線を当てていました。この場合、どうしても、体の前から後ろまで全部が病気のところと同

図 22

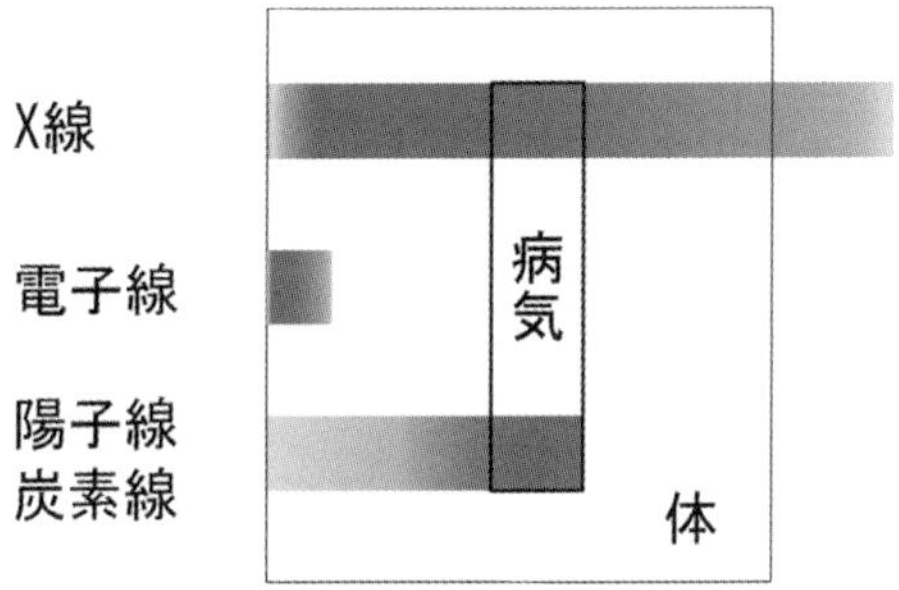

図 23

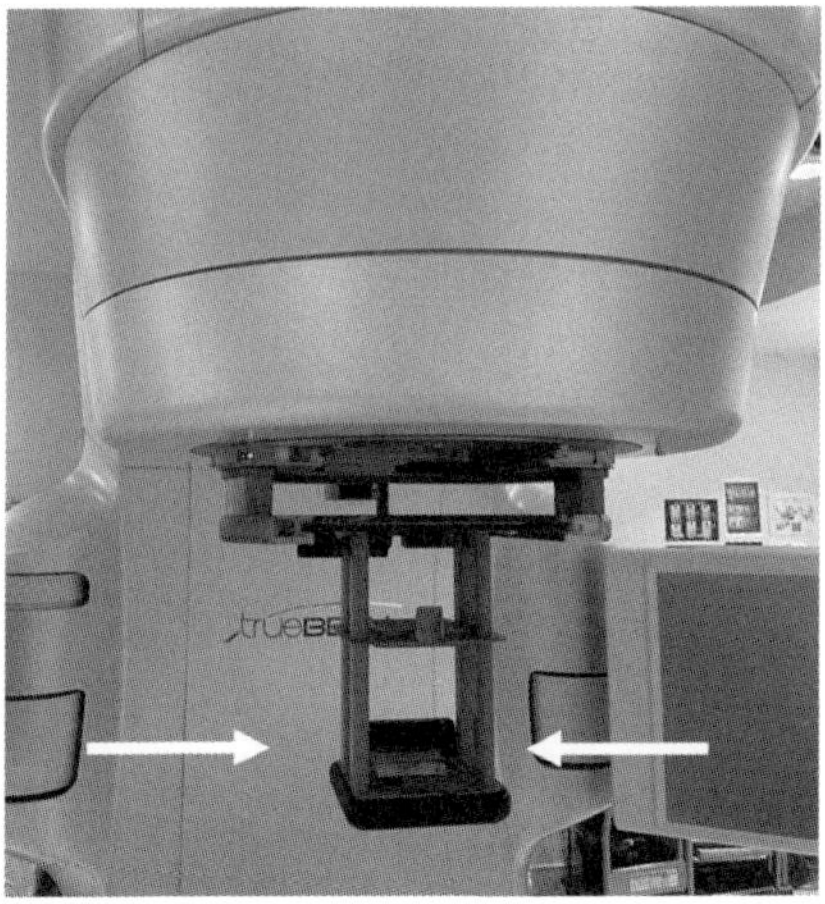

図 24

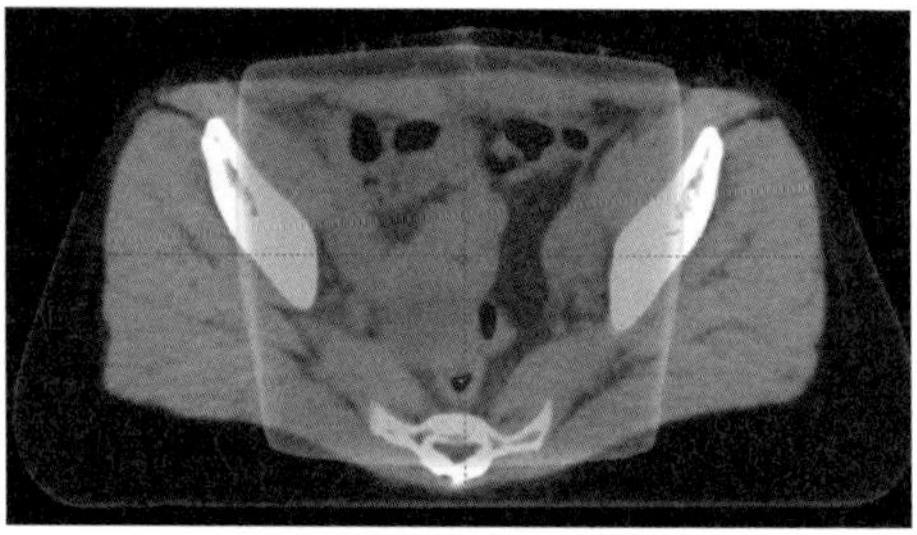

じだけの放射線が当たってしまいます。もちろん前後ろに加えて左側、右側からの4方向や、もっとたくさんの方向からの治療もおこなっています。それでも、どうしても周囲の大事な臓器へも放射線が当たってしまうので、放射線の量は手加減しなくてはなりません（図24）。中央の四角形の色の変わっている部分が、治療量の放射線が照射されている部分です。図26も同様です。

強《きょう》度《ど》変《へん》調《ちょう》放《ほう》射《しゃ》線《せん》治《ち》療《りょう》（IMRT　アイエムアールティ）

いわゆるピンポイント治療の一種です。先に述べた通常の治療では、どんなにがん

図 25

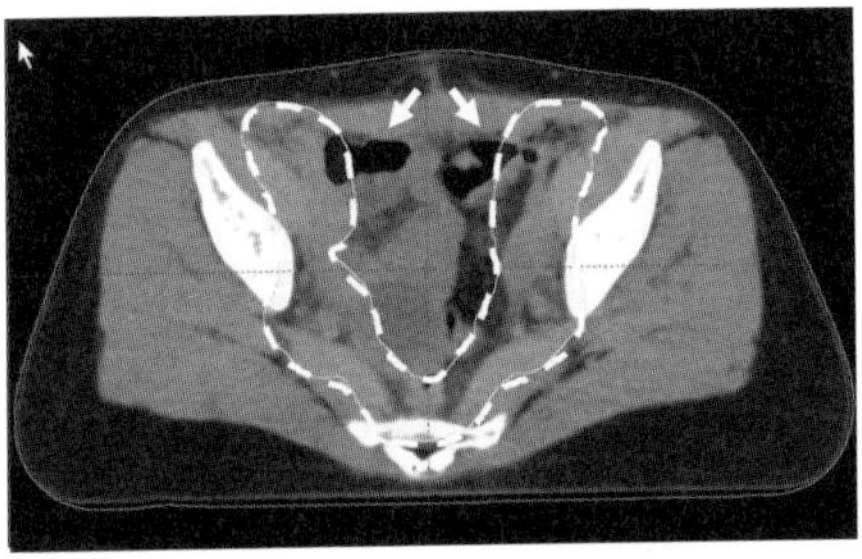

図 26

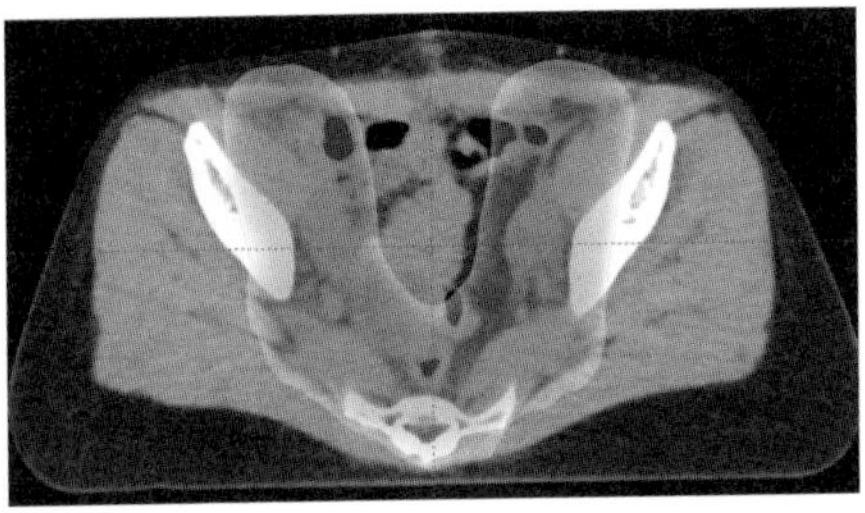

ばっても病気のまわりに丸く放射線が当たってしまいます。ですので、病気の周囲の大事な部分が線量の高い部分に含まれてしまいます。図25のように病気の部分がへこんでいる場合は、放射線の当たる部分も病気の形に合わせてへこませたいですね。

ＩＭＲＴはこれができる画期的な方法です（図26）。図24で示した従来の治療方法よりはるかに良いことがわかります。今までの放射線治療では、1つの放射線の方向からはどの部分も同じだけの放射線が出ていました。

ＩＭＲＴでは部分部分でそれぞれ出てくる放射線の量を変えてやります。つまり、1つの照射野内《しょうしゃやない》で放射線の強度を変えていますので強度変調放射線治療《きょうどへんちょうほうしゃせんちりょう》と言います。これをいろいろな方向から組み合わせると、自由に放射線の当たる量を変えることができます。目的の線量分布をつくるために、1つの照射野内で放射線の強度をどのように変えたら良いか、人間の頭の中ではとても考えられません。

私たちは、どの部分にどれだけの放射線を当てたく、どの部分は線量をどこまで落とすかをコンピュータに指示します。コンピュータが一生懸命考えて、提案してくれます。コンピュータが出した線量分布が気にいれば採用するし、気にいらなければ条件を少し変えてもう一度コンピュータに考えさせます。

初めのころは、体の5~9方向程度からの固定した照射でおこなっていましたが、今はリニアックの架台《かだい》を360度回転させながらIMRTをおこなう方法（VMRTヴイマット）も日常おこなっています。こちらのほうが、ベッドに寝ていていただく時間が半分くらいですみます。

コンピュータの出した線量分布はあくまでもバーチャルの世界の話です。実際、患者さんに照射する場合は、このままではちゃんと当たるかどうかがわかりません。私たちの施設では医学物理士と診療放射線技師が専用の模型を使って、実際に放射線を照射して線量測定をおこなっています。コンピュータがだした線量と、実際に測定した線量が一致すればOKですし、しなければ計算からやり直します。このために、放射線治療計画CTから治療開始までに時間的に余裕をみています。

定位放射線照射《ていいほうしゃせんしょうしゃ》（ラジオサージェリー）

私は子どものころ、家の前で太陽の光をレンズで集めてティッシュペーパーを燃やしていて母にとてもしかられたことがあります。そのままでは太陽の光で火がつきませんが、レンズで光を焦点に集めるとあっという間に火がつきます。これと同じように、弱い（少ない量）放射線をいろいろな方向から一点に向かって照射すると、放射線が集まった部分には大線量が照射されることになります。

これを最初に患者さんに利用したのは、レクセルというスウェーデンの脳外科の医師です。１９５０年代から開発され、現在ガンマナイフとよばれる装置に発展しています。

脳外科では、頭がい骨に小さな穴を開け、定位脳手術という方法で狙《ねら》った部分に針を刺す技術がありました。これを応用して、体の外から頭の中の小さな病気の部分のみへ放射線を集中させることで、脳転移や良性の脳腫瘍《のうしゅよう》などの治療にめざましい成果が上がりました。1回から数回の治療ですんでしまいます。1回でおこなうときは、病気にもよりますが10～30グレイ程度の放射線を照射します。病気の部分がちょうど手術で切ったように無くなるので、ナイフで切るという意味でガンマナイフという商品名が付いたと聞いています。ガンマは放射線の種類がガンマ線を使用するからです。同様の理由で、定位放射線照射のことをラジオサージェリーとも言います（＊）。ラジオは放射線を意味します。サージェリーは手術です。精度をとても高くするために、頭の皮膚に麻酔をして固定用リングをピンで骨にとめる必要があります。新しい装置ではこのピン固定も省けるそうですが、いずれにしろ、ガンマナイフは頭専用です。

図 27

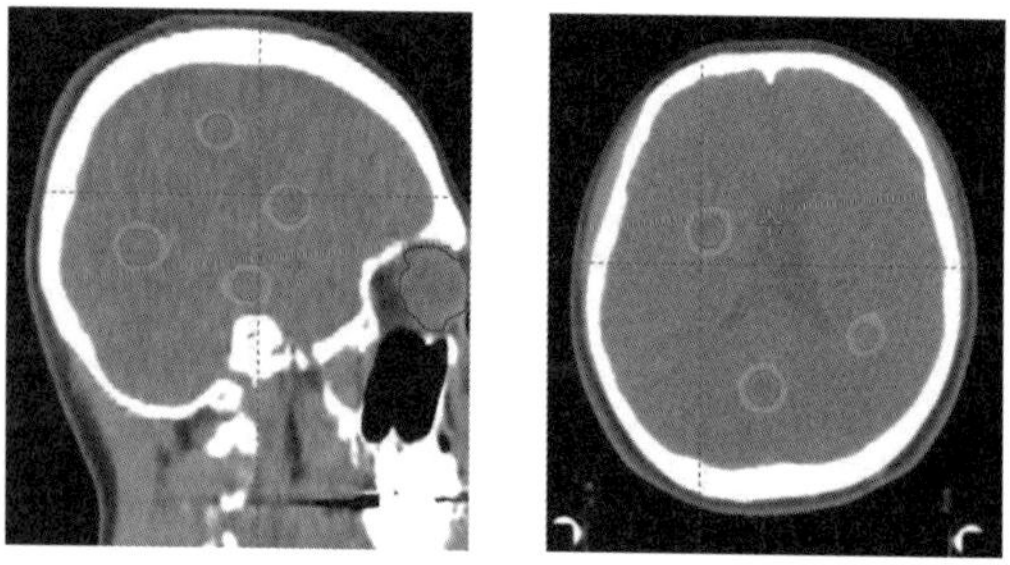

同じ目的で、いろいろな機械が開発されています。サイバーナイフやトモセラピーとよばれる装置です。私たちが通常使用しているリニアックでも同様の治療ができるようになりました。図27は多発脳転移に対する治療計画の例ですが、病変部《びょうへんぶ》に放射線が集中して照射されています。シェル固定のため精度がやや落ちるので、数回に分けて治療することが多いです。図28は脳転移の治療前と1年後の写真です。脳転移は完全に消

図 28

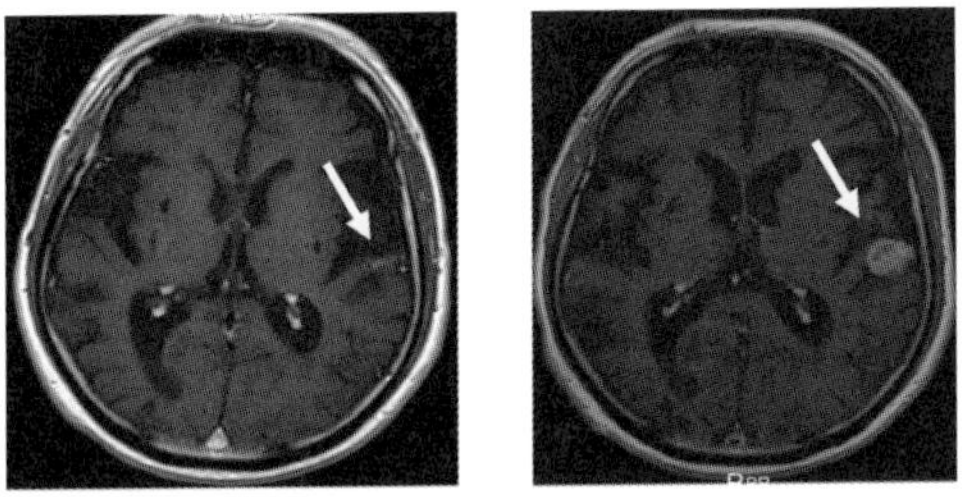

照射後1年　　治療前

えていて、患者さんは元気にされています。

頭で定位照射が大成功だったので、今では肺や肝臓の病気にも同じ原理の治療をおこなっています。頭以外ではＩＭＲＴをおこなうほうが病気に一致した照射ができるので、定位放射線照射とＩＭＲＴの境界がなくなってきています。

＊正確には1回でおこなう場合をラジオサージェリーと言います。日本語では定位手術的照射と言います。何回かに分けておこなう場合は定位放射線治療とよばれます。

粒子線治療《りゅうしせんちりょう》

普通、放射線治療に使用する放射線はＸ線、電子線です。Ｘ線は私たちの体を突き抜けてしまいます。Ｘ線も電子線も私たちの体をつくっている細胞に当たると、細胞の設計図（ＤＮＡ）を破いてしまいますので、細胞が死んでしまいます。

実は、Ｘ線や電子線以外にも同じような効果があるものがあり、これをすべて電離放射線《でんりほうしゃせん》といいます。電離放射線はＸ線を含めていろいろな種類がありますが、放射線治療に使われているのは陽子線《ようしせん》、炭素線《たんそせん》（重粒子線《じゅうりゅうしせん》）、中性子線《ちゅうせいしせん》です。中性子線は体を突き抜ける能力の高い（持っているエネルギーが高い）ものが以前は使われていました。しかし、病気に集中して照射できないことと、細胞の破壊力が強いため、病気は治るけれど副作用が強すぎるためすたれてしまいました。新しい中性子線を用いた治療では、体を突き抜ける能力の低いものが、ホウ素中性子捕捉療法（ＢＮＣＴ）とよばれる特殊な使われ方をしています。

陽子線と炭素線は粒子線治療とよばれます。Ｘ線は光の一種ですが、陽子や炭素原子核はどちらも原子核《げんしかく》とよばれる小さな粒子です。陽子は水素原子核のことですが、炭素原子核はその12倍の重さがあります。このため炭素線を使っている人たちは重粒子線と言っています。

「重粒子線」というと「炭素線」よりなんとなく効果があるような感じがします。陽子線も炭素線も加速器とよばれる大きな機械で、真空の中で高速になるまで電圧をかけて加速して空気中に取り出して患者さんにぶつけます。もちろん眼には見えませんし、放射線が当たっている間も何も感じません。患者さんが治療を受ける部屋は通常のリニアックの部屋とよく似ています。実は、裏にとても大きな機械がかくれています。粒子線治療をするための機械はとても大きいので、テニスコート何面分も必要で、広い土地が使用できる地域に設立されることが多いのです。たとえば、鹿児島県には温泉施設に滞在しながら、ハイキングやゴルフを楽しめる陽子線治療施設（メディポリス国際陽子線治療センター）があります（表2）。

表２　日本の粒子線治療施設

都道府県	名称	陽子	炭素
北海道	北海道大学 病院陽子線治療センター	○	
北海道	札幌禎心会 病院陽子線治療センター	○	
北海道	北海道大野記念病院 札幌高機能放射線治療センター	○	
山形県	山形大学 東日本重粒子センター		○
福島県	南東北がん陽子線治療センター	○	
群馬県	群馬大学医学部附属病院 重粒子線医学研究センター		○
茨城県	筑波大学附属病院 陽子線医学利用研究センター	○	
千葉県	国立がん研究センター東病院	○	
千葉県	量子科学技術研究開発機構 放射線医学総合研究所		○
神奈川県	神奈川県立がんセンター 重粒子線治療施設		○
長野県	相澤病院 陽子線治療センター	○	
静岡県	静岡県立静岡がんセンター	○	
愛知県	社会医療法人明陽会 成田記念陽子線センター	○	
愛知県	名古屋陽子線治療センター	○	
京都府	京都府立医科大学 永守記念最先端がん治療研究センター	○	
大阪府	大阪重粒子線センター		○
大阪府	大阪陽子線クリニック	○	
奈良県	高清会陽子線治療センター	○	
福井県	福井県立病院 陽子線がん治療センター	○	
兵庫県	兵庫県立粒子線医療センター	○	○
兵庫県	兵庫県立粒子線医療センター付属 神戸陽子線センター	○	
岡山県	岡山大学・津山中央病院共同運用 がん陽子線治療センター	○	
佐賀県	九州国際重粒子線がん治療センター		○
鹿児島県	メディポリス国際陽子線治療センター	○	

公益財団法人 医用原子力技術研究振興財団ホームページより

それでは粒子線治療はどんな特徴があるのでしょうか。図22（77ページ）はX線、電子線、粒子線の体の中での当たり方を描いたものです。電子線は皮膚直下にしか当たりません。X線は表面が少なくて、少し入ったところが一番当たります。その後はだんだん減っていきますが、体を突き抜けてしまいます。陽子線、炭素線は病気のところに大量に放射線を当てることができ、その後ろ側はほとんど当たりません。ただ、病気の手前はそれなりに当たることがわかっています。

理論上は陽子線や炭素線がX線よりも放射線の集中度を高めることができ、後ろ側がほとんど当たらないという利点があります。ただ、X線でもＩＭＲＴや定位照射をすれば、患者さんでは差がないのではないかという意見もあります。実際、これまでで陽子線や炭素線がX線よりも副作用が少ないという科学的データはありません。

２０１８年４月に前立腺がんの粒子線治療が健康保険の適応となりましたが、X線でのＩＭＲＴとほとんど差がない診療報酬額に決定されました。これは、国が効果はあるが、X線ＩＭＲＴと比較してずば抜けて良いということは認められないと考えたのではないかと思います。健康保険適用前までは、高度先進医療として自費（約３００万円）でしたが、健康保険での診療報酬は全部で１６０万円です。患者さん負担額はこれの10〜30％ですが、高額療養費給付制度《こうがくりょうようひきゅうふせいど》を用いると実際の支払いになる額はずっと少なくなります。実は、X線IMRTは2か月分の支払いが必要になりますが、1回の支払いですむ粒子線治療のほうが支払額は安くなっています。こんな理由で、最近は粒子線治療を受ける患者さんの数がとても増えています。

陽子線治療《ようしせんちりょう》

アメリカで急速に普及している治療です。機械の製造に日本のメーカーも気をはいています。炭素線治療に比べると機械が比較的小さくてすむので、建設費が安くすみます。安いといっても、通常のリニアックの10倍くらいかかります。土地もテニスコート2面分は必要です。日本でも18か所ありますが、計画されている施設もあるようです。

X線に比べると、理論上放射線の集中性が高いことがわかっています。同じ線量が当たったときの効果は、1・1倍くらいだろうと言われていますが、実際はもっと高いことがわかってきました。X線では歯が立たなかった放射線抵抗性の病気も治る可能性があります。

炭素線治療《たんそせんちりょう》（重粒子線治療《じゅうりゅうしせんちりょう》）

日本が開発の中心です。現在、稼働中が6施設、予定が1施設あります。建設費用は陽子線施設の2倍以上必要で、広い敷地も必要です。

陽子線に比べると12倍重い粒子、炭素原子核を使います。陽子線と比べると細胞の破壊力が大きいことが知られています。簡単にいうと、陽子線がピンポン球とすれば、炭素線は野球のボールです。窓ガラスへぶつけることを考えてみましょう。ピンポン球は跳ね返ってしまい、ガラスはびくともしません。野球のボールをぶつければ、ガラスは割れるでしょう。これと同じで、炭素線は通常の放射線が効かない骨肉腫《こつにくしゅ》などの病気にも高い治療効果を示しています。私も前立腺がんならＸ線のＩＭＲＴか小線源治療を受けると思いますが、骨肉腫《こつにくしゅ》や軟骨肉腫だったら炭素線治療を受けたいと思います。

もう1つの特徴は治療の回数を短くできる利点があります。Ｘ線治療では放射線照射後、周囲の正常組織のダメージが回復するので、わざと少ない線量で何回も治療します。分割照射している間に、正常組織の回復を待ちます。炭素線は回復の度合いが少ないので、分割してもあまり意味がありません。そのため、線量分布がよい利点を活《い》かして、回数を少なくする治療がおこなわれています。

問題点は、いくら線量分布がよくても、病気にくっついている大事な臓器には少なからず放射線が照射されてしまいます。ひょっとすると、大きな副作用が起こる可能性がでてきます。まだ、研究段階であったころには、病気の周りの大事な臓器に大きな副作用がでたケースがあったようです。

前立腺がんは保険適応になっていますが、Ｘ線ＩＭＲＴと比較してよいかどうかは科学的データがありません。しかし、それ以外の保険適応になっているＸ線では治り難い腫瘍にはとてもよい治療だと思います。

ホウ素《ほうそ》中性子《ちゅうせいし》補促《ほそく》療法《りょうほう》（ＢＮＣＴ）

以前、用いられた速中性子線《そくちゅうせいしせん》は体を突き抜ける能力が高いので、Ｘ線と同じように病気の周囲の正常な部分にもたくさん当たってしまいます。しかも、炭素線と同じように細胞の破壊力が高いため、がんは治るけれど、耐えがたい副作用が起こってしまいました。炭素線は、破壊力が強い上に、病気だけに集中できるので副作用も少なく

図 29

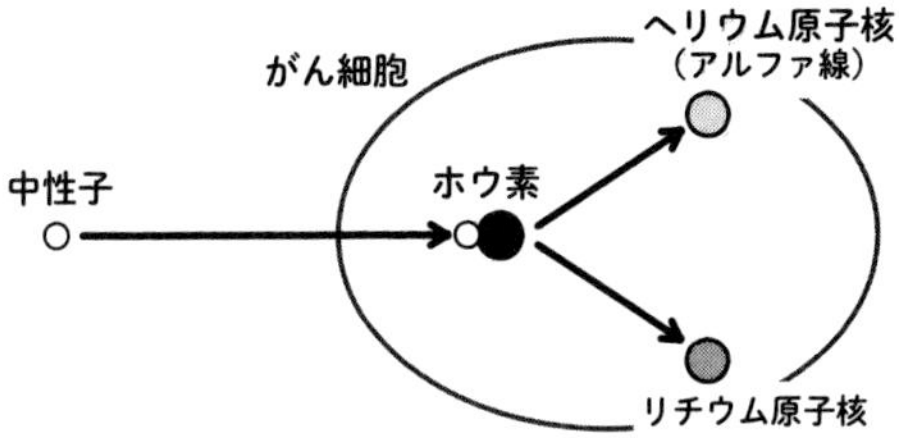

てすみます。

最近注目されているのは体を突き抜ける能力の低い（持っているエネルギーが小さい）、熱中性子《ねっちゅうせいし》あるいは熱外中性子《ねつがいちゅせいし》を、原子炉や加速器からとり出して使うやり方です。

中性子が原子核にぶつかって、とり込まれると原子核を壊すことができます。熱中性子は原子核にとり込まれやすいのですが、とり込まれる程度は原子核の種類で大きく異なります。ホウ素原子核（ホウ素10）はなぜか、その他の原子核よりも何千倍も熱中性子をとり込みやすい性質があります。熱中性子がホウ素にとり込まれると、ホウ素がアルファ線（ヘリウム原子核）とリチウム原子核に分裂します（図29）。どちらも飛ぶ距離が細胞1個分くらいです。また細胞に対する破壊力もとても大きいので、ホウ素がとり込まれている細胞とその隣ぐらいまでの細胞を確実に破壊することができます。つまり、ホウ素さえがん細胞にとり込まれていれば、細胞を的《まと》とした究極のピンポイントと治療ができることになります。

問題点は熱中性子が体を突き抜ける能力が低いので、比較的浅い部分の病気しか治療できなかったということと、原子炉を使わなければならなかった点です。効率が落ちるようですが、熱中性子より少し体を突き抜ける能力が高い、熱外中性子を用いることで深さ面が解決できつつあります。原子炉はいわゆる原子力発電所の原子炉は大きすぎて使用できません。特殊な研究用の原子炉が必要でしたが、福島の事故以来、原子炉はなかなか使えません。

最近、小型の加速器《かそくき》を使って熱中性子や熱外中性子が作られるようになったため、京都大学、大阪医科大学、がん研究センター中央病院、筑波大学など日本の数か所で研究が進んでいます。これは、陽子線治療と同様に電気を用いて陽子線を作り、この陽子線を用いて中性子を作っています。スイッチを切れば、放射線は出なくなります。ホウ素中性子捕捉療法は脳腫瘍、皮膚の悪性黒色腫《あくせいこくしょくしゅ》、耳鼻科領域の病気などで応用が期待されています。

ホウ素さえ病気にとり込ませることができれば、なんといっても究極のピンポイント治療です。しかし、残念ながら歴史が浅いので、がんの標準治療とはなっていません。現在の使われ方は、標準治療がうまくいかなかった場合の、二次、三次治療として限られた施設で行われています。

放射線治療の誤解

私の患者さんとお話していると、放射線でがんが治らないと思っておられる方が多いように思います。一方、手術をすると、追加の治療は不要と誤解されている方もたくさんいらっしゃいます。そこで、患者さんに放射線治療をというお話がでると、「もう、わたしのがんは治らないのだ」と考えられるのも当然かもしれません。しかし、後で述べるように、放射線治療ががんを治癒させる治療の主体となる病気もたくさんあるのです。

日本では胃がんなどの放射線治療が適応にならない病気が多かったので、このような誤解が広がったのかもしれません。たとえば、胃がんで頸《くび》のリンパ節へ転移したとします。転移ですので基本的には、がんが治癒《ちゆ》する可能性はとても低くなります。放っておくと痛みがでたりしますので、症状をとる治療として放射線が用いられることが多かったのかもしれません。また、日本のがん治療は初めに受診した科の医師が治療方針を立てることが多かったように思います。

私が1991年にアメリカへ留学してびっくりしたことの一つは、ボードというシステムでした。日本でも、今ではキャンサーボードとして形ばかりはおこなわれています。

私は耳鼻科領域、悪性リンパ腫、皮膚科領域のボードに毎週参加しました。たとえば耳鼻科のボードでは、耳鼻科の外来に朝早く行くと、既に患者さんがそれぞれの診察室に入っています。ちなみに、アメリカの外来は日本と逆で、患者さんが先に診察室へ案内されて待っていると、医師や看護師が挨拶しながら入ってくるというのが普通です。患者さんの病歴や検査レポートが記載されているカルテが各診察室のドアにかけてあり、それぞれの医師が順番に患者さんを診察します。医師は、耳鼻科医ばかりでなく、私たち放射線治療の専門家、画像診断の専門家、化学療法の専門家、病理《びょうり》の専門家など多くの医師が参加しています。すべての患者さんを診察すると、関係者が会議室に集まって治療方針の検討をします。その週に、病院を初診した患者は、すべてこのボードを通過します。

会議ではそれぞれの専門家同士で、病状、治療方法などいろいろな検討をおこない、その病院としての方針を立てます。たとえ他の病院から放射線治療目的で紹介になった患者さんでも、このボードを通過しないかぎり治療はできません。どの科に受診しても、このボードを通過するので、同じ治療方針になります。

一方、日本はどうでしょうか。最初に診察した科の治療方針ですべて決まってしまいます。手術をする科では、第一に手術が選択されます。よほど病気が進んで手術ができないとか、心臓やその他の病気のため手術ができない場合に初めて放射線治療という選択肢がでてきます。放射線治療にとっては極めて悪条件のケースばかりです。ですので、放射線治療は死の宣告《せんこく》のような印象を持たれてきたのではないかと思います。

放射線は細胞に当たると、細胞の設計図であるDNAを切断します。細胞の中では、常にDNAを切ってはつないでいるので、放射線によりDNAが切れても元通りに直すシステムが働いています。しかし、たくさん放射線が当たると、直すのが間に合わなくなったり、間違って直したりしてしまいます。そうなると、細胞が増えようとするときに設計図が壊れていますので、上手に2つに分かれることができずに細胞が死んでしまいます。とてもたくさん放射線が当たった場合や、放射線の量が少なくても血液系の細胞などでは、設計図が壊れると細胞自身があきらめて自殺することがあります。アポトーシスとよばれる現象です。ただ、普通のがん細胞では細胞が2つに分かれるときに死ぬパターンが多いことがわかっています。

急速に大きくなるがんは、どんどん細胞が増えています。放射線によりDNAが障害されると、細胞は分裂できずに壊れていきますので、病気は治療中にどんどん小さくなります。一方、前立腺がんのようにゆっくりとしか大きくならないがんでは、なかなか病気は小さくなりません。でも、放射線を受けた細胞は、壊れる運命にあります。時間が経つと、だんだんと病気は消えていきます。

もちろん、周囲の正常な細胞も壊してしまいます。ですから、後で示すような副作用も起こってきます。しかし、がんと正常な細胞は、放射線に対する反応が少し違っていて、一般にがんのほうが放射線に弱いことがわかっています。この差を利用して、正常な細胞に対するダメージが大きくならない範囲で、がんをやっつける治療が放射線治療です。このため種々のがんで治癒をめざす標準治療となっています。ついでに言いますと、抗がん剤も同じで、がんにも正常な細胞にも効《き》きますが、副作用が耐えられる範囲でがん細胞の増殖《ぞうしょく》を抑《おさ》えようとする治療です。

それでは手術は副作用がないのでしょうか。肺がんの手術で肺を一部取り除いてしまうとします。このとき、一部の肺はなくなってしまいますが、皆さんはこれを副作用とは思わないのではないでしょうか。でも、放射線治療で病気の周囲の肺が硬《かた》くなってしまった場合には、副作用と考えることが一般的です。

どちらもその部分の肺の機能がなくなるということでは同じですよね。私は、手術で病気の周囲の正常な部分がなくなるのも、ちゃんとした副作用だと思います。そのような眼でみていただくと、手術に対する見方が変わるかもしれません。ただ、手術をする医師は、決して副作用だとは言わないと思います。

副作用

最近は気取って有害事象《ゆうがいじしょう》というらしいですが放射線の副作用はなんとなく怖いですよね。患者さんから質問を受けます。たとえば、髪の毛が抜けませんかとか、やけどのようにただれませんか、ひどい吐き気がでませんか、ケロイドになりませんかなど、いろいろです。

放射線には、広島・長崎で被爆《ひばく》された方々の辛《つら》いイメージが常につきまとっています。広島・長崎ではもちろん放射線の影響もありますが、同時にとても高い熱による被害もたくさん出ています。本当は、やけどで苦しまれた方々もたくさんいらっしゃいます。また、放射線も爆発した瞬間に全身に当たってしまったものと、その後で、放射線を出す微粒子《びりゅうし》が体に取り込まれて、内部から時間をかけて当たった場合の2つの被ばくがありました。この被ばくはコントロールされていませんので、全身に当たってしまいます。

放射線の効果は全身に当たった場合と部分に当たった場合ではまるで違います。肺がんの治療ではポイントへ照射するときなど80グレイ程度照射しても副作用はほとんどありません。一方、広島・長崎では全身への4グレイの被ばくで半分の方が亡くなったといわれています。

ところで、放射線治療に使用するX線（およびガンマ線）は光です。光は電磁波《でんじは》という波として考えられますが、可視光《かしこう》と違うのは波の長さが極端に短い点です。可視光とX線（ガンマ線）の中間が紫外線《しがいせん》です。ですので、X線による副作用は、ちょうど紫外線に当たったときとよく似ています。子どものころ、海水浴に連れて行ってもらいました。1日中、海岸で遊んで帰ってくると、背中がほてってつらく、そのうちにむしょうに痛がゆくなります。皆さんも、ご経験された方も多いのではないでしょうか。2～3日薬を塗ってもらっていると、徐々に治ってきます。こんがりと色が着いたり、皮がむけたりもしますが、その後はほとんどわからなくなります。水着でかくれている部分は全く変化がありません。日焼けを恐れてちょっとしか日なたに出なければ、ほとんど何も起こりません。ただ、日に当たりすぎると、長い年月の間に顔にしみができてしまい、なかなか治りません。

放射線による副作用も、これによく似ています。放射線治療の回数が進むと、放射線治療をおこなっている病気の周囲がだんだんと日焼けに似た炎症状態になります。赤くなり、少し膨《ふく》らんで、熱感がでて、痛みもでてきます。皮膚が病変《びょうへん》に近いと皮膚炎という形で、ちょうど海水浴の日焼けと同じようになります。放射線が当たったところと、そうでないところにくっきりと境《さかい》ができます。同じようなことが、他の場所でも病気の周囲の正常な部分に起きます。しかし、これは、放射線治療が終了すると、1週間から1か月くらいで治っていきます。

抗がん剤との併用では、どちらかというと抗がん剤の副作用で、白血球、血小板が減ることがあります。普通は治療が必要になるほどは減りません。白血球が極端に減る（1000個／μL以下）とばい菌にかかりやすくなりますので、人混みは避けた方がよいと思います。白血球を増やす注射がありますので、担当の医師が対応してくれるはずです。血小板《けっしょうばん》が減ると出血が起きます。30000〜50000個／μL以下では輸血などの処置が必要です。

日焼けのしみに相当する副作用が、放射線治療後、数か月後から数年後に起こることがあります。しみがなかなか治らないのと同じで、こちらは一度起こるとなかなか治りません。私たちはこれを晩期《ばんき》の副作用と呼んでいます。放射線治療の1回の線量や、回数は、この晩期の副作用が起きないように決めています。

詳しいことは、それぞれの臓器の治療の解説をご覧ください。

放射線治療をやってはいけない場合

放射線治療はとても強力ながんの治療法です。ただ、放射線治療によって耐えられないような副作用が起こってはもともこもありません。

妊娠中

放射線は基本的には病気の周辺にしか当たりません。しかし、実際はとても少ない線量ですが全身にも当たっています。普通は、この線量では何の異常も起きませんが、お腹の中にいる赤ちゃんにも当たってしまうことがあります。お腹の中の赤ちゃんに0・1グレイ以上当たらなければ異常はでません。しかし、放射線治療の線量が60～70グレイととても大きいので、全身に当たるわずかな放射線でも最終的に0・1グレイを超えてしまうことがあります。したがって、やむを得ない事情がない限り、放射線治療は出産まで待つべきです。

特殊な遺伝子異常を持っている場合

細胞に放射線が照射された場合に、設計図であるＤＮＡが切れます。これを直すためには、細胞の分裂を止めて、その間に直す必要があります。このプロセスには多くのタンパク質が働いています。このタンパク質の設計図である遺伝子に生まれつき異常をもっている人がいらっしゃいます。非常にまれな病気ですが、毛細血管拡張性《もうさいけっかんかくちょうせい》小脳失調症《しょうのうしっちょうしょう》やリフラウマニー症候群などは、放射線の副作用が激烈になったり、別のがんが出やすかったりするため放射線治療は受けてはいけません。

膠原病《こうげんびょう》

放射線治療を受け時間がたってから起こる、いわゆる晩期の副作用は血管が原因している場合が多いことがわかっています。また、線維《せんい》の増殖なども原因です。膠原病は、もともと血管や線維の異常が多いので、放射線治療をおこなうと強い副作用がでることが知られています。特に、全身性ループス（ＳＬＥ）や強皮症《きょうひしょう》では受けないほうがよいと思います。膠原病は肺にも間質性肺炎《かんしつせいはいえん》を起こします。間質性肺炎があると放射線肺炎が起こりやすいので、肺に放射線が照射される場合は特に注意が必要です。

間質性肺炎

先にも述べましたが、間質性肺炎があると放射線肺炎のリスクが増加します。放射線肺炎は時に生命に危険が及びますので、可能なら放射線治療は避けたほうがよいと思います。ただ、「羹《あつもの》に懲《こ》りて、なますをふく」になってはいけません。がんが治るという利益と放射線肺炎のリスクとのバランスです。

小さなお子さん

お子さんは発育段階にあります。放射線治療により発育が止まってしまったり、体のバランスが崩れたりします。また放射線の感受性も高いので副作用もたくさん起きます。３歳になるまでは、可能な限り放射線治療をしたくないと思っています。それ以後も、できれば少しでも大きくなるまで待ったほうがよいと思います。ただ、病気のために命がなくなる危険もあるので、やはりリスクと利益のバランスが大事です。

放射線腫瘍（治療）医がお勧めしないとき

放射線治療を一度受けていただくと、副作用の少ないこと、効果がとても高いことを自覚される患者さんがたくさんおられます。その後、再発が起こった場合に、もう一度放射線治療をと受診されることがあります。同じ場所でなければ、あるいは病気のまわりになにかリスクのある臓器がなければ問題なくできるのですが、病気の位置によってはやらないほうがよい場合もあります。そのような場合は、放射線腫瘍（治療）医は、患者さんに治療をお勧めしません。放射線治療をしない方が、患者さんのためになるからです。

時々、納得いただけずに、とても困ってしまうことがあります。場合によっては、患者さんに押し切られて放射線治療をおこない、患者さんに不幸な結果になってしまう可能性があります。私自身もこれまで2回、とても反省している患者さんがおられます。

まだ私が若いころの話です。肺がんの治療のところにも書きましたが、間質性肺炎があると放射線肺炎のリスクが高くなります。間質性肺炎と肺がんの患者さんに、放射線治療をおこなうことになりました。標準は広い範囲の治療をおこなうのですが、間質性肺炎があるので病気のところだけ狭い範囲のみ治療することとしました。放射線治療を開始してしばらく経ったころ、患者さんから副作用は全くないし、病気を治したいので範囲を広げて欲しいと懇願《こんがん》されました。大部、押し問答をした結果、とうとう押し切られてしまいました。ところが、治療が終わってしばらくして、ひどい放射線肺炎が起こってしまい亡くなってしまいました。患者さんは、何もおっしゃいませんでしたが、大変申し訳なく思いました。

2例目は、比較的最近の患者さんでした。他院で肝臓と胸のリンパ節転移へ陽子線治療を受けてこられましたが、思いのほか副作用が強くでたため、お腹のリンパ節の治療は私にしてほしいとのことでおいでになりました。こちらは放射線治療により病気が無くなり、副作用もありませんでした。

1年くらいしてから陽子線治療を受けた胸の病気のすぐ近くに別の病気ができてしまいました。また、私に治療してほしいとおいでになりました。でも、陽子線治療後の場所のすぐ近くなので放射線の量が安全ラインを越える可能性が高いと判断したため、お断りしました。でも、これが大きくなったら命がなくなるので、危険は覚悟で受けたいとおっしゃられました。かなりの押し問答の末、とうとう押し切られて放射線治療をすることになりました。可能な限り注意しながら治療をしたのですが、6か月くらい過ぎたころに食道に潰瘍《かいよう》ができ、さらに穴があいて最終的には不幸な結果になってしまいました。

ですから、放射線腫瘍（治療）医がお勧めしないという場合には、放射線治療はお受けにならないようにお願いします。

3章　治療法を決める

治療法を決めるために知っておくべきこと

私たちが病気の治療法を決定するためには、治療法の特徴を十分理解しておく必要がありますが、同時に病気のことや患者さんのことを知っておかなくてはなりません。主な因子は以下の様なものがあります。

1　病気の発生臓器とがんの性質
2　病気の進み具合
3　患者さんのお元気の度合い
4　患者さんの希望

病気の発生臓器とがんの性質

がんはそれぞれの臓器で特徴があります。たとえば、胃がんは胃という袋にできていますので、無理な治療をすると穴が開いてしまいます。そのため、胃がんを放射線治療で治すということはあまりしません。一方、耳鼻科領域の病気は手術をすると形や働きがなくなってしまいますので、放射線治療が重要な役割を果たします。また、臓器によっても放射線が効《き》きやすい臓器と、効きにくい臓器があります。放射線が効きやすいがんができる臓器では、放射線治療を優先することになりますし、効きにくいがんでは手術が選択されることになります。詳細はそれぞれの臓器のがんの解説で書きましたので、そちらをご覧ください。

病気の進み具合

がんを治療するためには、がんがどのくらい進行しているかを把握する必要があります。がんができた臓器に留まっていれば、その臓器を切り取ったり、その部分のみに放射線を照射したりすれば治すことができます。一方、全身に広がった場合は、なかなか治療ができません。

そこで、私たちはがんの進み方を病期《びょうき》とよんで分類しています。病期はがんの発生した場所での大きさ、近くのリンパ節への転移の程度、およびそれより遠くの臓器への転移《てんい》の状況から決定します。発生した場所での大きさをT因子《いんし》、リンパ節転移をN因子、遠くへの転移をM因子といいます。

それぞれの臓器によりTNMの程度は異なりますが、比較的早期のものはT1、臓器に留まっていればT2、臓器の外へ出ているとT3、周囲の別の臓器まで侵《おか》しているとT4というような具合になります。T1、T2なら手術や放射線治療は比較的容易にできますし、T3、T4と進むにしたがって治療は難しくなります。

リンパ節への転移がないN0から、転移の大きさや数が増えるにしたがって1、2、3と数字が大きくなります。Mは遠くへの転移のないM0と転移のあるM1に分けることが多いです。

病期はこれらを組み合わせて、Ⅰ期からⅣ期に分類します。病期はステージともいわれます。Ⅰ期は治療が容易ですが、Ⅳ期になると病気を治癒《ちゆ》させることは原則、困難と考えられます。

患者さんのお元気の度合い

患者さんの年齢やどれだけお元気かは、がん治療をおこなうときには大変重要なことです。前立腺がんのような進行の遅いがんでは、むしろ治療することが副作用をつくるだけで、患者さんのためにならないことも多いのです。

最近、全国のがん治療施設での5大がんに関して生存率が発表されました。がんセンターとよばれる施設のほうが一般に成績が良いようです。しかし、これにはトリックがあって、がんセンターには心臓や神経を診《み》る診療科がありません。心臓病がある方や、神経の病気がある方などはがんセンターでは治療できないので、私たちのような総合病院へ転院されます。このような場合、がんの治療も十分できませんし、なにより元の病気で亡くなる方がたくさんおられます。このため、一般病院では治療成績が悪くなってしまいます。

患者さんの希望

がん治療をおこなうときに、患者さんの希望はとても大切です。治療にかかる日数や治療中の副作用の度合いなどは、患者さんが生活やお仕事をされる上でとても大事です。乳がんでお乳を残す手術では、原則、術後に放射線治療が必要です。最低でも3週間の通院が必要です。でも、お仕事の関係で通院できない場合には、お乳を全部とる手術を選択されることもあります。

金銭的な問題もあると思います。日本は健康保険がとてもしっかりしていますが、米国では不十分です。留学時代に、私の担当教官が興奮しながら電話でなにかやりあっていました。早口で何を言っているのかわからなかったのですが、あとで、保険会社がこの患者さんの治療は承認できないと言ってきたので、つい興奮してしまったと恥ずかしそうに言っていました。米国では保険会社の許可がないと治療ができないのです。

おもな治療法

がんの治療法は、外科的に臓器を切除してしまう手術、放射線を当ててがん細胞を死滅させる放射線治療《ほうしゃせんちりょう》および抗がん剤による治療が主になります。それ以外にも高周波や光を当てて病気を死滅させる方法や、41～42度に患部を温める温熱療法《おんねつりょうほう》、免疫《めんえき》療法《りょうほう》などもおこなわれています。

がんの種類により治療法は異なりますし、がんのステージ（病期：進行度合い）によっても治療法は違ってきます。初期のがんでは手術や放射線治療が主な治療法となりますが、ステージが上がると薬物療法を併せておこなうことになります。

それぞれの治療法には特徴がありますので、安全で高い治療効果を得るためには、治療法の特徴を活《い》かして組み合わせる必要があるのです。

以下では、手術、薬物療法について、少し詳しくみていきます。

手術《しゅじゅつ》

手術は、がんをとり除くいちばん確実な治療法です。病気を直接目で見たり、手で触ったりして病気の範囲を明らかにすることができます。顕微鏡による病理検査で目に見えない病気の範囲もわかります。最近では内視《ないし》鏡《きょう》を使って病気を拡大して見ることもできます。

また直接自分の手でメスやはさみを持つのではなく、機械を遠隔操作《えんかくそうさ》して切除《せつじょ》することもできるようになりました。いわゆるロボット手術といわれて脚光《きゃっこう》を浴びています。大病院に導入されつつありますが、本当によい治療法なのかは結果を待たなくてはなりません。とても高い機械なので、導入した病院では、なりふりかまわずこの機械を使用しています。この機械で手術をすれば何でも治るような錯覚を起こす宣伝を、メディアを使っておこなっているようです。

手術は麻酔をかける必要があり、臓器を手術でとり除くのですから全身に対する影響が強く出ます。臓器がなくなってしまいますので、その臓器の働きがなくなってしまいます。手術から回復するまでに時間もかかります。また、入院治療の必要もあります。

薬物療法《やくぶつりょうほう》

抗がん薬剤を点滴、あるいは口から投与《とうよ》します。

通常の抗がん剤の多くは、遺伝子にダメージを与えて間接にまた直接に細胞を殺します。遺伝子にダメージを与えるので、実は治療後に白血病などの発がん作用がある抗がん剤もたくさんあります。抗がん剤の局所に対する治療効果は放射線に劣りますが、一方、全身に効果がありますので、細胞レベルでの転移には有効に作用します。その裏腹《うらはら》で、副作用も全身に強くでることがあります。

がんの薬物療法の専門家の学会である臨床腫瘍学会《りんしょうしゅようがっかい》が出している教科書には薬物療法は主に4つの役割のために行われていると書かれています（日本臨床腫瘍学会編2015年）。

1　進行がんや他の効果的な治療法のないがんに対する治療
2　外科的切除や放射線照射などの局所治療後におこなう補助療法

3　外科的切除や放射線照射のみでは不十分な局所進行がんに対する術前療法
4　中枢神経系《ちゅうすうしんけいけい》など特定の臓器に対する局所療法

です。

薬物療法のみによって完全治癒がめざせるがんもあることはありますが、種類は限られています。急性骨髄性白血病《きゅうせいこつずいせいはっけつびょう》、急性リンパ性白血病、ホジキンリンパ腫《しゅ》、中高悪性度非ホジキンリンパ腫、胚細胞腫《はいさいぼうしゅ》、絨毛《じゅうもう》がん、胎児性横紋筋肉腫《たいじせいおうもんきんにくしゅ》、ウイルムス腫瘍などです。その他のがんは残念ながら、現在の薬物療法により期待される効果は全く不十分です。

このため、進行したがんに対する薬物療法の目的は、生存期間の延長や症状の緩和、患者さんの状態の向上となります。ここが私たち医療者と一般の方々との認識の大きな違いになります。私たちは一部のがんを除いては、抗がん剤ではがんは治らないと思っています。

効くということと、治るということは全く別の話なのです。医師が「この薬が効きますので治療しましょう」と言うときは、「この薬でがんが治ります」という意味ではなく、「病気の進行を一時的に抑えられるかもしれませんし、うまくいけば小さくなるかもしれません」という意味なのです。ですから、進行したがんに抗がん薬物療法をおこなう場合は、重い副作用を可能なかぎり避けるべきです。

先ほどの教科書にも「薬物療法の副作用を十分に考慮に入れて、これに見合う利益が得られると判断される場合にのみ実施される」と書かれています。

最近、分子標的薬《ぶんしひょうてきやく》という言葉をお聞きになった方も多いのではないでしょうか。ニボルマブという極めて高額な薬もこの分子標的薬です。

普通の抗がん剤はどの細胞にも効果があります。言い換えれば、正常な細胞にも障害をもたらしてしまうということです。一方、分子標的薬は、体の中にある特定のタンパク質にだけ作用します。あるAというタンパクに対する分子標的薬は、Aにしか効きません。すなわち、Aの作用だけを止めてしまう薬です。飲み薬と点滴の薬があります。がん細胞だけがAというタンパクを持っていて他の細胞にはAがなければ、副作用が少なく効果が大きいと考えられています。一方、予想もしなかった特定の正常細胞にそのタンパクがあると、今までになかった重い副作用が起こることもあります。

新しい薬は効果もありますが、高価だという問題点もあります。年間何百万円、何千万円もかかる薬がたくさんあります。もちろん、健康保険がカバーしますので、実際お支払いいただく額は月々10万円以下かと思います。健康保険はお金を無限に持っているわけではありませんので、今のままのこの制度が維持できるか心配です。

免疫療法《めんえきりょうほう》

なんとなく、副作用がなくて、よい治療法のように聞こえます。巷《ちまた》には免疫療法を謳《うた》っている施設がたくさんありますし、本屋さんでは本棚の広い部分を占めています。でも、本当に効果があると証明されているのは、ほんのわずかです。あとは、本当に効果があるかどうかわからないものが多く、費用もとても高額のようです。

証明されている薬剤は、健康保険が利《き》きますし、私たちのような病院で使用しています。代表的なものは、数年前にノーベル賞を受賞された京都大学の本庶先生が開発した、免疫チェックポイント阻害剤《そがいざい》とよばれるものでニボルマブやペムブロリズマブなどです。

最近、放射線治療をおこなってがん細胞が壊れると、免疫を刺激することがわかってきました。肺がんでは放射線治療と抗がん剤の治療をおこなった直後に、デュルバルマブという免疫チェックポイント阻害剤を使用すると、がんの治る率が劇的によくなることがわかりました。この結果、手術のできない肺がんの治療法が、大きく変わりつつあります。

同様に、免疫チェックポイント阻害剤が他の薬剤との併用や単独で、多くのがんにも有効であることがわかってきました。このため、ここ1～2年で第一選択や第二選択の治療法として標準治療になってきました。

緩和治療《かんわちりょう》・何もしない選択

緩和治療

がんはなぜ怖いのでしょうか。もちろん死に至る病だから、と思う人も多いと思います。それ以外に、がんにともなう痛みや苦しみも怖いと考える方もたくさんおられます。

がんは健康な臓器を冒《おか》したり、骨や神経を傷《いた》めたりします。息が苦しくなることもあります。水がたまることによりお腹が張ることもあります。また、死や残される人たちのことを思って、心が苦しくなることもあります。このような症状は、がんが小さい間はあまりありませんが、だんだん大きくなったり転移したりすると強くおこってきます。

緩和治療とは、このようながんによる痛みや、苦しみ、不安などを、麻薬やそれ以外の薬、カウンセリングなどを用いてとり去る治療です。

以前は、がんを治す治療ができなくなったら緩和治療をおこなうとされていましたが、これは、あまり現実を見ない考え方だったと思います。患者さんは、がんがわかったときから痛みがあることもあります。治療により痛みや苦しみがでることもあります。また、がんと聞いたときから強い不安におちいることもあります。

現在では、がんとわかったときから、症状をとるために緩和治療を開始します。がんを治す治療と同時におこなっています。

私ががんの治療に携わったころは、私たち放射線腫瘍医《ほうしゃせんしゅようい》が緩和治療もおこなっていましたが、今は緩和医療専門の医師や看護師、臨床心理士、薬剤師などでつくるチームが相談にのってくれます。以前より速やかに適切な緩和治療が可能になっています。

何もしない選択

さて、がんと聞くとなんとか治さなくてはと、患者さん自身も、私たち医療関係者も思いがちです。しかし、がんの種類や進み方、患者さんの年齢、体力などいろいろな条件を考慮すると、むしろ治療しないほうがよい場合もたくさんあります。

たとえば、前立腺がんでは早期でがんの顔つき（顕微鏡でのぞいた病理像）が悪くない場合、低リスクといいますが、残された寿命が10年以上なければ治療しないほうがよいといわれています。

また、病気が進んだ状態でがんが発見された場合、治療しても治る可能性は高くありません。また、患者さんの体力も落ちていますので、無理に治療するとかえって寿命を縮めたり、生活の質を落としてしまったりすることもあります。このような場合は、積極的な治療をせずに症状をとる治療のみをおこなうほうが、むしろよいことも多いのです。

がんと闘《たたか》わないほうが、むしろよいこともあるのです。

がん治療法の選択はご自身で

検査の結果を聞きに軽い気持ちで病院へ行ったら、若い担当医がコンピュータ画面を見ながら突然、「がんです。どこで治療しますか。どこか紹介しますか」と言ったという話をよく聞きます。なんとひどい医師なのでしょうか。

ただ、患者さんに病名を知っていてもらわなくては、今のがん治療は始まりません。死に至る病であるがんの治療です。がんの治療は剣術の極意ではありませんが「皮を切らせて肉を切る、肉を切らせて骨を切る」ような治療です。ある程度の副作用がおこるのはしかたがありません。この説明をするのに、患者さんがご自身の病気を知らなくては成立しないのです。

患者さんは医師の説明を十分に聞いて、どの治療方法を選ぶかを選択しなくてはなりません。突然のことで、医師が何を言っているのか上の空になってしまうかもしれません。がんの治療は特殊な場合をのぞいて一刻を争うことはありません。落ち着いて、場合によっては日を改めて話を聞くのがよいと思います。

治療には必ず、良い面と悪い面があります。その治療法にはいったい、どのような利益があり、どのような不利益があるのかを理解する必要があります。がんと診断されたら、一日でも早く治療を受けたいと思われると思います。ところが、医師は意外とのんびりしているように見えることもあります。「命に関わる病気なのだから、すぐに治療してよ」と思われるのですが、実は、がんは一刻を争うようなことはめったにありません。心臓病や、脳卒中、肺炎のような感染症では、一瞬の治療の遅れが致命的になることもありますが、がんではごく限られた病状のとき以外は、意外に時間があるものです。焦《あせ》らずに、治療法の選択をしたらよいと思います。

がんと告知されて、動揺しているのに冷静に治療法を選択などできないと思われる人も多いのではないでしょうか。確かに、なかなか難しい問題です。一つの方法は、後でも説明しますがセカンドオピニオンを聞きに行くとよいでしょう。別の専門家に治療法を聞きに行くのです。数万円の費用がかかりますが、30分くらいの時間をとって相談にのってくれるはずです。

どの病院で治療をうけるか

がんを告げられたけれど、どこの病院へ行ったらよいのでしょうか。

信頼できる施設がある方は問題ありませんが、一つの目安として、がん診療連携拠点病院が全国に指定されています。あるいは、それに準じる施設として都道府県が指定している場合もあります。このような施設では基準を超える医師や医療スタッフが配置され、施設が充実していますので、そちらへ紹介してもらうのもよいと思います。あくまでも紹介状をお持ちになることをおすすめします。そうしないと、料金も高くなりますし、二重に検査をされる可能性もあるからです。

お子さんががんにかかってしまった場合には、小児がん拠点病院あるいは都道府県指定の小児がん診療病院を紹介してもらうのがよいでしょう。

本屋さんに行くと、「この病院がよいですよ」というような本がたくさんあります。ある程度参考にはなるかもしれませんが、注意して読む必要があります。私の所へもよく勧誘がくるのですが、お金を出すとページを買うことができるようです。有名な新聞社や出版社の本ですらそうです。また、一見、客観的な評価のように見える症例数も、本来、他の治療のほうが標準治療にもかかわらず自分の専門の治療を無理にやって症例数を増やすような、専門ばかの病院もあるように思います。概して、このような医師のほうがテレビや新聞に「神の手」として持ち上げられているような印象を持っています。

がんの治療はいろいろあります。がんの治療法の選択の指標として、それぞれの学会が治療ガイドラインを出版しています。通常はこのガイドラインに従って治療することになります。しかし、同じ病気なのにガイドラインを出している学会によって内容が異なることもありました。最近では、それぞれの学会で話合いをしてそのような差異が少なくはなっています。米国の National Comprehensive Cancer Network（NCCN）のガイドラインを参考にすることもしばしばです。日本語訳もインターネットで公にされています。それ以外にヨーロッパのガイドラインなどもあります。

このようにガイドラインがありますが、最初に説明を聞いた医師により治療法が異なることもよくあります。表3は読売新聞に載った記事から抜粋したものです。A病院とB病院を比べてみましょう。

表３　主な医療機関の肺がんの治療実績（2015 年）

病院名	手術患者数	区域切除数	定位放射線照射	薬物療法単独
A	472	82	88	230
B	339	56	10	116
C	302	33	14	187
D	234	63	0	5
E	230	17	44	160
F	159	11	88	101
G	155	4	27	39

読売新聞 2016 年 8 月 7 日の記事から改変

手術件数を比べると、Ａ病院はＢ病院の１・５倍ですが、私の専門の肺定位照射件数になるとＡ病院では88例、Ｂ病院では10例と９倍近い開きがあります。もちろん病院においでになる患者さんの病期の違いもあるのでしょうが、Ｂ病院ではどうやら放射線治療という選択肢をあまり勧めていないのではないかと思われます。Ｆ病院では手術が１５９例ですが、肺定位照射はＡ病院と同じ88例におこなわれています。Ｆ病院では定位照射を盛んに勧めているのかもしれません。同じ病気でも治療法はいろいろあり、それぞれ利点欠点がありますので、それぞれ専門家の話を聞いてみるという態度も必要ではないかと思います。（コラム１）

先にも書きましたが、テレビや新聞、雑誌などでもてはやされている、いわゆる名医の中には自分の得意とする治療しか選択しないという場合があります。自分の治療が余病《よびょう》（合併症）などで、どうしてもできないときだけ他の治療を依頼するのです。本来なら別の治療が標準ですので、他の施設では治療法の比率が変わってきます。でも、名医のところでは考えられないほど多くの症例数が名医の得意な治療法を選択され、ますます名医の名声を高めることになります。（コラム2）その治療法についてはとても素晴らしい技術だとは思いますが、病気の状態ではその治療法が適切でないことも多いのです。このようなことを考えて、セカンドオピニオンをお聞きになるのは大事かもしれません。

がんの治療をちゃんとしてやっているところでは、キャンサーボードとよばれる会議でそれぞれの患者さんの治療をどのようにするか検討しなければ、治療を開始してはいけないというところもあるようです。私が30年くらい前に留学していたスタンフォード大学では、キャンサーボードで治療方針を決定するので、どの科に最初に受診しても同じ治療になる仕組みでした。日本ではキャンサーボードが国の指導でつくられてはいますが、全例を対象としている病院は少ないのではないでしょうか。標準治療が2つ以上あるような場合は、ある治療を開始する前に別の治療担当者に了解を得るようにとの指導もあるようですが、実際は機能しているようには思えません。

このように受診した診療科によって治療方針が変わってしまうことが、問題点だと思います。患者さんの対応策としては、他院でセカンドオピニオンを聞くのが一案だと思います。

Column 1

先日インターネットでニューズウイークに載った金田信一郎氏によるインタビューを読みました。

https://news.yahoo.co.jp/articles/b70d95b7597dddc66200e9b98a3e7a0bcaee0802

その中で東大の瀬戸病院長が、この本に書いたようにがんの治療は手術を含めていろいろな治療法を組み合わせる必要があると述べておられました。素晴らしいインタビューで感銘を受けました。ただ、気になったのは、患者からの申し出がなければ放射線治療の話はしないとされている点でした。「患者さんに『あなたの病気の状態はこうで、選択肢はこういうものがある』という説明がー中略ーあった方がいいと私も思っています。しかし日本の医療制度には、それを支えるものがありません。患者さんが治療法を相談できるような窓口をつくったとしても、その人件費を負担するところが不明瞭のままです。」という記載もありましたが、東大の院長先生がその制度をお作りになる立場ではないのかなと思います。

Column 2

順天堂医院に赴任した当初、他科とのカンファレンス（検討会）もほとんどありませんでした。最初にカンファレンスに応じてくれた診療科は、手術がとても上手でしかも人品《じんぴん》のよい東大出身の名医が科長をされていました。この教授にはいろいろお教えいただき、いまでも尊敬しています。あるとき「本当は放射線治療を最初からやった方が良い患者さんも、私の所には手術目的で紹介になるので手術をしなくてはならないんです。」としみじみおっしゃったことがありました。

セカンドオピニオンのすすめ

国はセカンドオピニオンを勧《すす》めています。私は20年ほど前にマンションを買いました。私は「えいやー」と決めちゃいたかったのですが、妻は毎週あちこちのマンションを見て歩き、最終的に今の物件に決めた思い出があります。結果的にはそのほうがよかったと思っています。

ましてやがんの治療は命がかかっています。たとえば手術を勧められたときに、手術の方法や別の治療方法がないのかを、他の病院の専門家に相談するのは当たり前ではないでしょうか。これがセカンドオピニオンです。セカンドオピニオンには数万円の実費がかかりますが、そのお金で専門家の時間を買うと考えると気持ちが楽になるのではないかと思います。

テレビなどで有名な医師が、必ずしもよいセカンドオピニオンをくれるとは限りません。

いちばんよいのは、今の主治医にセカンドオピニオン先のアドバイスをもらうことです。もしセカンドオピニオンにいやな顔をするような医師なら、そこで治療を受けるのは止めたほうがよいと思います。

もう一つは、「後医は名医」という言葉があります。後からの医師のほうが、名医に見えるということです。セカンドオピニオンの依頼を受けた医師は、よほどのことがないかぎり自分の病院へ転院しろとは言わないものです。理由もなく転院を勧める場合には要注意です。

がん治療の怪《あや》しげな話

この本を書くに当たって、丸の内の大きな本屋さんをのぞいてみました。がん関連の本がある棚には科学的に証明できない内容と思われる本がほとんどで、真面目な本は数えるほどしかありませんでした。私のこれまでの40年のがん治療の経験から、「こんなんでよいのか」と思ってしまいました。ちまたには効果のない（下手をすると副作用の強い）お金目的の雑多な情報があふれています。

がんにならない食事？ サプリメントは？

がんが消える食事とか、がんにならない食事といったタイトルのついた本、また、がんの予防や治療に役立つと銘打った健康食品やサプリメントの広告を多く見かけます。

私がまだ若いころに経験した、思い出深く、またとても反省しているケースをご紹介します。

断食《だんじき》

50歳代の女性です。大学の教授に転出した部長の患者さんでしたが、私が引き継ぎました。教授になるようなベテランの医師と、まだ、どう見てもペエペエの若造の私ですので比較になりません。彼女は大変不安に思われたのだと思います。

予約日においでにならないので、心配して電話を差し上げたところ、別の施設に移るとのことでした。「それなら紹介状を書くが」と申し上げたのですが、先方は不要だと言っているとのことでした。変だなとは思いましたが、将来何かお手伝いできることがあったら連絡してくださいと申し上げて電話を切りました。

それから1か月くらいして、その患者さんから、苦しそうな声で電話がかかってきました。「今日、その施設から帰ってきたが、動けず寝たきりになってしまった。なんとかしてもらえませんか」というものでした。早速、たまたま時間のあった先輩の医師が病院の車で迎えに行き、緊急入院していただきました。

お話をうかがうと、バナナとミルクをとりながら断食をする道場だったとのことでした。この道場で、ある女優さんが長年の便秘が解消したとメディアでもてはやされていました。道場では体から毒を出すと説明されたそうです。バナナとミルクなら、確かに便秘には効きそうです。でも、がんの患者さんを引き受けてはいけないところだったのです。

サプリメント

また、これは中年になってから経験した別の患者さんの例です。

地方の病院へお手伝いに週1回放射線治療の計画を含めた診療に通《かよ》っていました。あるとき、プルーンを食べてもよいですかと患者さんから聞かれました。「プルーンなら便秘にもいいし、ビタミンも豊富ですから食べていただいてもいいですよ」と申し上げました。

その後、患者さんはあまり病院へおいでにならないので心配していました。1年後その患者さんは、栄養失調のため救急車で入院されました。

話を聞くと、プルーンを業者からサプリメント（栄養補助食品）として購入して食べ、それ以外の食事は禁止されていたそうです。その購入費が月に何十万円にもなったようです。そして、その業者は＊＊病院の医者（私のことのようです）もこの療法を勧めていると宣伝して販売をしていたらしいのです。

テレビで様々なサプリメントの宣伝をしています。愛用者なる人がでてきて「＊＊を飲んだら見違えるように元気になった。」「＊＊をぜひおすすめする。」などと発言しています。よく見ると、下のほうに小さく「これは個人の感想です。」と書いてあります。科学的な証明がないものを、あたかも効果があるように見せかける手法ではないかと思います。

サプリメントすべてが効果はないとは言いませんが、ことがんに効くと実証されたサプリメントは、今のところ確認されていません。私たち医師の間では、血液検査に説明のできない異常値がでたら、患者さんが内緒でサプリメントを服用していないか確認することが鉄則になっています。何年か前にも南洋の植物のサプリメントで、急性肝障害が起こって何人もお亡くなりになった事件がありました。

怪しげな本やホームページ

がん治療を謳《うた》う治療法の怪しげな宣伝も多く見受けます。「＊＊革命」「＊＊でがんがみるみる消える」などセンセーショナルなタイトルの本もたくさんあります。

このような本の中でもよく実例紹介があります。「余命3か月といわれた患者がこの治療をおこなったら、こんなに良くなって5年も元気に生活している」の類《たぐい》です。

本当に実在する患者かどうかもわかりませんし、別の治療で元気になった人かもしれません。このような本は、読者をその治療に誘導するように書かれています。十分注意して読む必要があります。

中には有名大学の研究者が書いたものもあります。また、がん治療の第一線の医師の著作もありますが、必ずしも私たち専門家が納得する内容ではないものも多いと感じています。

人の病気を診たことのない研究者、細胞か動物実験までしかやったことのない医師資格所有者が、あたかもがんが治るかのような療法を紹介する書籍もあります。

実験動物は副作用を訴えませんので、実験動物のがんは比較的簡単に治ります。一方、人ではそう簡単にはいきません。副作用で体が壊れては元も子もありません。動物で効果があった治療が人に応用できるのはごくごくわずかです。

私も大学院生のころ、放射線治療の効果を高める薬剤の研究を毎日毎日やりました。動物ではとても効くのですが、結局人での有効性は証明できず、一つも現在使用されていません。ですから、動物に効果があったという結果がそのまま人に応用できるような論調は要注意です。本当に効果のあるのは、人を対象とした無作為試験《むさくい》での、はっきりとした証拠のあるものだけです。理論と臨床結果とは一致はしないのです。

病に苦しみ、わらをもつかみたい心境の人をターゲットにして、お金儲けを企《たくら》む人はたくさんいます。最近もこんなニュースがありました。

「がん患者らに健康食品を「がん細胞が自滅する」と宣伝して販売したとして、大阪府警生活環境課は7日、医薬品医療機器法違反（未承認医薬品の広告、販売）容疑で健康食品販売会社XXの社長、〇〇〇〇容疑者ら同社幹部4人を逮捕した。」

いろいろな人が、善意で、あるいは悪意で治療法を勧めてきます。善意でも、実際は患者にとって不利益になるものもたくさんあるのです。よく、「うん万人の患者を診た」「医学博士が推薦する」「医師も使っている」「○○教授お墨付きの」などの宣伝文句を見聞きします。でもよく考えたら、私ですら、医師で医学博士で主任教授で、うん万人の患者さんとお付き合いしてきました。このような宣伝文句は信用するに値しません。

私がこの本を書くに当たっても、編集者からもっと断定的に書かないと駄目だと何回も言われました。本を売るためには多分それが必要なのでしょう。でも、医療とは不確実なものです。最も確からしい治療を選択するのですが、絶対ということはありません。怪しい情報は断定的に書いてあります。「絶対に治る」とか、「ステージⅣが消えた」とか、心地よく聞こえ、試して見たくなりますよね。

私は、そんなわけのわからない、効きもしないものにお金を使うのではなく、お友だちやご家族で食事や、旅行、趣味などをして楽しくリラックスした生活を送られることをおすすめします。その方が、わけのわからないサプリメントをとったり、科学的根拠のない療法を受けたりするより、よほど体の抵抗力が上がります。あやしげな本に書いてある言い方をすると「リラックスすると副交感神経が興奮して、免疫能《めんえきのう》があがる」ということになります。

4章

それぞれの病気での放射線治療

これまでに放射線治療全体にご理解いただけたのではないかと思います。でも、ある病気での「放射線治療の役割はどうなっているのか、どのようにするのか」、「注意点は何か」、「副作用はどのようなものがあるのか」、「治療成績はちゃんとしているのか」といろいろな疑問がわいていらっしゃったのではないかを思います。

ここからは、主な部位の放射線治療について皆さんの疑問にお答えしていきたいと思います。お一人お一人を拝見しているわけではありませんので、どうしても一般論に偏ってしまいます。ここで書いたことが当てはまらない場合も多々あるかと思いますが、それぞれの病気の治療について大まかな知識を持っていただけると思います。

乳《にゅう》がん

女性のがんの中で最も多いものです。ほとんどがいわゆるがんですが、それ以外にも特殊なタイプもあります。標準治療《ひょうじゅんちりょう》（もっとも確かな治療）は手術です。ただ、乳がんは全身病的な側面がありますので、手術と合わせて抗がん剤、分子標的薬、抗ホルモン剤などの薬物療法、放射線療法をセットでおこなうことが標準です。

なお、乳がんは女性の病気と思っておられるかもしれませんが、まれには男性にもできます。お乳がない分だけ、奥へ病気が行きやすいと言われています。

放射線療法は、

1　乳房を残す、いわゆる乳房温存手術時
2　乳房を切除する手術でも、わきの下のリンパ節に病気があった場合など
3　手術後に再発した場合

4　骨や脳に転移した場合
5　乳房の病気が大きくて手術できない場合
などでおこなわれます。

乳房を残す、いわゆる乳房温存手術時

お乳がなくなるのは女性にとってつらいものがあります。1980年代にお乳を残す手術が日本に入ってきました。この手術の目的はがんを治して、かつ、お乳をキレイに残すことだと思っています。関西から東京へ移ったとき、残ったお乳の形がよくないのでびっくりしました。東京では放射線を当てないということが前提だったようで、関西より広い範囲をとっていたのではないかと思います。事実、1990年頃に従来の乳房全摘手術と、温存手術を受ける患者さんをくじ引きで分けて比較する試験を関東の外科医中心でおこないました。驚くべきことに、この試験では乳房温存手術後に放射線治療はおこないませんでした。どうやら、患者さんには欧米の乳房温存手術では術後放射線治療が必ずおこなわれることを十分説明しなかったようです。どこ

からか新聞にスクープされて、徹底的に批判されていました。いずれにしろ、乳房温存手術後に放射線を照射しなかった人では、再発がずいぶん起こってしまうため、現在の乳癌学会のガイドラインでは、原則、術後照射をすることになっています。乳房温存手術＋術後放射線治療を乳房温存療法といいます。このため、最近ではキレイに残してもらえるようになりました。いずれにしろ、この治療ではがんを手術で取り除きますが、残ったお乳に細胞単位で病気が残る可能性があります。そのため、術後に放射線を必ず照射する必要があります。

術後にお薬での治療をおこなわない場合は、なるべく早く照射を始めたほうがよいことがわかっています。ガイドラインでは20週以内に開始することが勧められています。お薬の治療をする場合は、お薬を先にするのが普通です。

実際の治療は図30のように、補助具を使って万歳をするように腕を頭のほうへ上げた状態で放射線照射をおこないます。右乳房であれば左斜め前および右斜め後ろから照射します。図31は放射線の当たっ

図 30

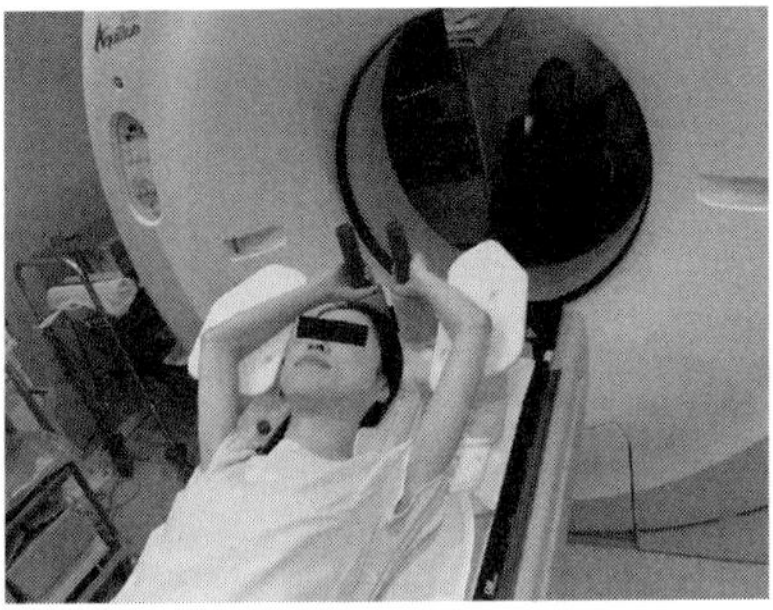

図 31

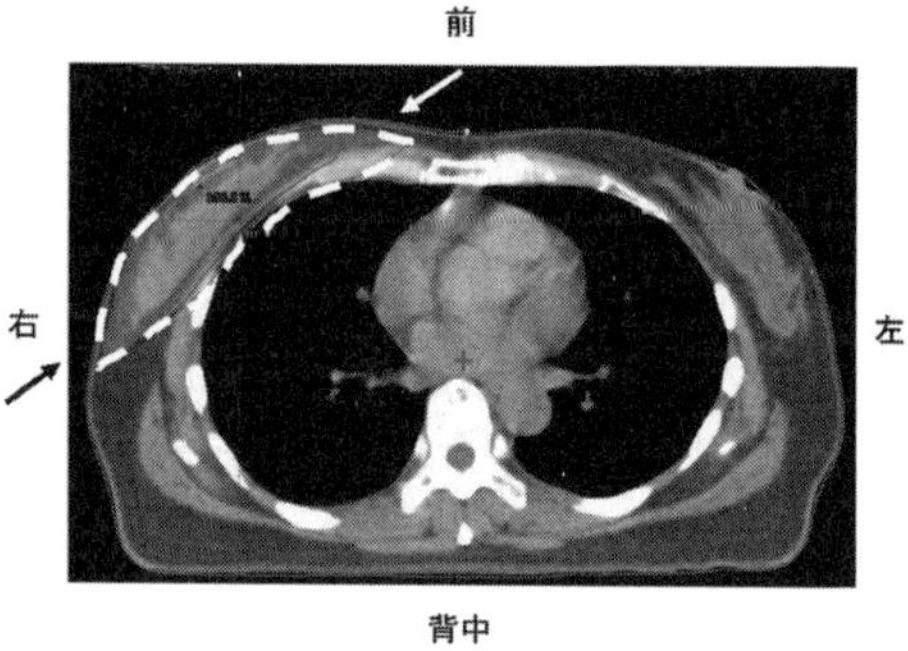

ている部分をＣＴ画像に重ねて白い点線で示しています。矢印は放射線の方向です。ＣＴ画像は脚側からみた図で示すことになっています。上が前、下が後ろ、左が右側、右が左側です。

治療の回数ですが、以前からやっていた１回 ２グレイの場合は25回です。若い方や、手術した病気を顕微鏡で調べた結果では更に５～７回程度追加します。これをブーストとよんでいます。ブーストとはお尻を押すという意味ですが、ダメ押しの追加治療といった感じでしょうか。

最近、１回に当てる量を増やして、回数を減らす治療がおこなわれています。短期法（あるいは寡分割照射法《かぶんかつしょうしゃほう》）とよばれる治療法で15～16回程度です。必要により、これまでの方法と同じように４～５回程度の追加がおこなわれます。欧米での比較した研究結果では、両方の治療法で効果、副作用に差がないことがわかっていますので、どちらを選択してもよいでしょう。

手術した部分のみに1～2週間で照射する方法もあります。特殊な器具を挿入したりしますが、日本ではあまりおこなわれていません。大きなお乳の人にはやりやすいのですが、多くの日本人にはあまりメリットがないようです。日本では標準治療になっていません。

短期法を選択する場合に、病気とは関係ない障害があります。それは生命保険などの特約で放射線治療をおこなった場合にも一時金が支給されるというものです。ところがこの特約に50グレイ規程というものがあり、50グレイ以上照射された場合に支給されると書いてあることが多いのです。これは時代遅れなので、私が日本放射線腫瘍学会（放射線治療に関連する医師、医療関係者の学会）の理事をしているときに、各保険会社へ学会として申し入れをしました。応えてくれたのは外資系の一部の会社のみでした。私の患者さんでも、いまだに適応外とされることも多いようです。短期法でやっても、通常法の50グレイ相当と証明書に記載すると支給してくれる保険会社もあるようです。念のため確認されるほうがよいです。

乳房を切除する手術でも、わきの下のリンパ節に病気があった場合など

4個以上のリンパ節転移があった場合は、絶対に術後放射線治療を受けたほうがよいです。1~3個でもやったほうがよいと思われますが、省略する場合もあります。手術の結果、病気の範囲などから、リンパ節転移がなくてもおこなうこともあります。

1回2グレイで25回くらいが標準です。最近は温存術後同様に15~16回程度に少なくする場合もあります。手術した胸に温存療法と同じように斜めに照射します。また同時に、鎖骨《さこつ》の頭側、足側にあるリンパ節にもおこないます。病気の位置や、リンパ節転移の状態では胸骨《きょうこつ》（胸の真ん中にある硬い骨）の近くにもおこなうことがあります。

手術後に再発した場合

手術後、しばらくして手術した場所やリンパ節に再発することがあります。このと

きの標準的治療はお薬だと思いますが、必要により放射線治療でもう一度病気を押さえ込める可能性があります。25～35回くらいの治療をおこなう場合と、薬の効果を期待して10回くらいですませる場合があります。

骨や脳に転移した場合

症状をとる治療を優先します。1～10回程度が多いです。

最近、オリゴ転移という考え方があります。オリゴとは「少ない」という意味です。転移があっても、お乳の病気も治っていて、かつ他に転移がない場合です。この場合は骨や脳にあっても、もう一度治癒を狙って治療する場合があります。

脳転移では数個以内なら定位照射をおこなって、ピンポイントに大線量で治療します。1～5回程度です。骨でも同様の治療がおこなわれるようになりました。ただ骨の場合はまだ研究段階ですので、放射線治療医とよく話し合ってください。

乳房の病気が大きくて手術できない場合

お乳に病気があることに気付いても、怖くてなかなか病院へ行けないことがあります。少しずつ大きくなって、出血したり、臭いがでたりすることがあります。この場合、手術をすると胸の壁まですべてとらなくてはなりません。放射線治療を5~30回程度おこなうと、出血が止まり匂いもなくなります。うまくいけば、病気そのものも小さくなります。治らないかもしれませんが、小さくなって元の生活へ戻ることもできる可能性があります。でも、放射線も相手が小さいほうが闘いやすいので、怖がらないで早く病院へ来てください。

放射線治療時の注意する点

きつい下着やワイヤなどのあるものは避けたほうがよいと思います。きつい下着が擦《す》れて皮膚の反応が強くなることがあります。同様にお乳やわきの下が擦れるような激しい運動は避けてください。

入浴はかまいませんが、入浴剤、温泉、熱いお風呂やサウナなどは、放射線治療中や皮膚炎がある間は避けてください。照射しているところは皮膚炎が起きやすいところです。こすらずに手のひらでやさしく洗ってください。もし、皮膚がむけて、ジュクジュクするようであれば、その部分はお風呂につからないようにしてください。ジュクジュクして皮膚がむけている部分は、シャワーなどで流す程度にしてください。

もし乳房が赤くなる、ひりひりするなどの場合は日焼けと同様に冷やすとよい場合もあります。冷やして気持ちがよければ冷やしていただいて結構です。この場合は、直接冷やさず、タオルなどで包んで衣服の上から冷やしてください。ただし、放射線治療の前には冷やさないでください。なお、冷やしてつらくなる場合は冷やさないでください。診察時に必要に応じて炎症を抑えるクリームや軟膏《なんこう》などを処方してもらいましょう。湿布《しっぷ》薬、ばんそうこう、熱取りシートなどは放射線が当たっている部分には貼らないでください。はがすときに皮膚を傷つけます。

日常生活は普通で結構です。

風邪などで発熱があるとき、体調の悪いときは治療を休んだほうがいいことがありますので、放射線治療医に相談してみてください。

放射線治療をおこなっているときの副作用

放射線治療期間中から1か月くらいまで続くものですが、通常は照射が終われば自然に治ります。何か治療をする必要があることはほとんどありません。

比較的多いものとしては、皮膚炎があります。通常は夏に30分から1時間くらい日なたに出たくらいでしょうか（図18（64ページ））。最近は、照射方法が改良されて強い皮膚炎になる患者さんは減っています。照射3週目くらいから起こることが多く、汗や皮脂の分泌が減って乾燥した感じになったり、日焼けのように赤くなったり、茶色になったり黒っぽくなったりします。ヒリヒリ感もでることもあります。これは、1〜2週間で自然に治ります。体の大きい方などではわきの下や、乳房の下などのこすれる場所で皮膚炎が強くでることもあります。また、乳房切除後の術後照射では、皮膚も狙って照射するため、皮膚炎が強くでます。乾いて皮がむける場合はあまり問題になりませんが、中から液が出てくる場合には、お薬を使用したり、皮膚につかない材料で皮膚を保護する必要があります。放射線治療医に相談してみてください。

まれには、手術との関係もありますが、全体にお乳が張ったようになることがあります。

非常にまれですが、放射線による肺炎が起こることがあります（千人に5人くらい）。長引く咳《せき》、高熱、息苦しさなどがあり、おかしいと思ったら受診してください。普通は何もせず様子をみるのですが、症状によっては入院での治療が必要となることもあります。放射線治療中から終了後1年くらいは注意が必要です。

放射線治療後6か月から数年たってからの副作用

比較的多いものとして照射した乳房が張った感じや硬くなったり、照射した乳房からのわきの下の汗や皮脂《ひし》が減って乾燥した感じになることがあります。この場合は、医師と相談して保湿剤《ほしつざい》などを使用してもよいと思います。私は、患者さんに皮膚炎が治っていれば、日常使用されている乳液とか保湿クリームとかを使っていただいています。

ごくまれに起こるものとして肋骨骨折（千人に1人以下）、腕のむくみ、お乳が小さくなるなどがあります。閉経後やホルモン療法などのため、乳がんの患者さんはどうしても骨粗《こつそ》しょう症《しょう》になりますので、肋骨が弱くなります。放射線を照射すると更に弱くなるので、折れやすくなります。ただ、肋骨の骨折は安静にするしかありません。病院へ受診していただき、バストバンドなどの固定する道具を用いて自宅で安静にしていただきます。左側では心臓の病気が増えるといわれていますが、日本人で増えるかどうかはわかりません。10～20年以上後で別のがんがでる可能性はありますが、放射線治療の利益のほうがはるかに大きいのです。

おもな放射線治療成績

温存療法で放射治療をおこなうことで、乳房内の再発を大幅に減らすことができます。欧米のデータでは放射線治療をおこなわない場合は乳房内に14～39％で再発するのですが、放射線治療によって4～14％まで減らすことができます。乳房切除術の術後照射でも、10年後のリンパ節、胸壁の再発率を約18％、20年後までの乳がん死亡率を8％減らすことができると報告されています。

前立腺《ぜんりつせん》がん

前立腺がんは男性のがんの中ではとても多いがんです。放射線治療で手術と同じくらい治ります。したがって放射線治療を受けられる人も多いと思います。

前立腺は精液の成分を作ったりする臓器ですので、男性ホルモンの影響を強くうけます。男性ホルモンがあると前立腺は元気になって働きますし、男性ホルモンが少なくなると働きが弱くなります。前立腺からできるがんは前立腺の細胞の性質を強く持っています。そのため、前立腺がんも男性ホルモンの影響を強く受けるので、男性ホルモンを抑制するホルモン療法がとても有効な治療になります。

もう一つの特徴としては、正常な前立腺細胞によく似ているため、がんの大きくなるスピードがとてもゆっくりしていることが多いことです。10年たっても、20年たっても前立腺の中に留まっていて、体に悪影響を及ばさないこともしばしばです。ですから、ご高齢で残された寿命があまりない場合は、無理な治療はしないで様子をみるほうがよい場合も多くあります。ただ、患者さんに様子をみてはどうかとおすすめしても、なかなか納得いただけないこともあります。

一般には先にも述べたように、ゆっくりとしたがんですが、年齢の若い方（50歳代まで）は、他の部位のがんと同じように悪性度が高いようです。

前立腺がんの腫瘍マーカーである前立腺特異抗原《ぜんりつせんとくいこうげん》（ＰＳＡ）は、もともとは精液をサラサラにして妊娠しやすくする成分です。前立腺で生産され、ほとんどが精液の中に分泌されます。ごく一部が血液の中に入り、検出されます。正常値は４ng／mlくらいまでです。前立腺がんは、先にも書きましたが前立腺の性質を強く持っています。このため、ほとんどの前立腺がん細胞もＰＳＡを生産します。がん細胞が増えれば、ＰＳＡも増えます。仮に転移を起こして、前立腺でない部分でがんが大きくなってもＰＳＡは生産されます。他のがんの腫瘍マーカーはあまりあてにならないのですが、前立腺がんのＰＳＡは極めて感度よくがんの状態を反映します。ほとんどこれだけ見ていればがんの現在の状況が把握できます。

前立腺がんはこのＰＳＡと、診察や画像で判断する病気の進行状況、細胞の顔つきの３要素から、病気の状態を把握します。３要素のいろいろな組み合わせ方法がありますが、極端な差はありません。代表的なものはD'Amico（ダミーコ）分類、ＮＣ

表４　前立腺がんのＮＣＣＮリスク分類

<table>
<tr><th>リスク群</th><th colspan="2">臨床的／病理学的所見</th></tr>
<tr><td>超低リスク</td><td colspan="2">● T1c かつ
● グレードグループ１かつ
● PSA が 10ng/ml 未満 かつ
● 前立腺生検での陽性コア数が３未満、各コアまたは断片でのがん組織が 50%以下
かつ
● PSA 濃度が 0.15ng/ml/g 未満</td></tr>
<tr><td>低リスク</td><td>● T1-T2a かつ
● グレードグループ１かつ
● PSA が 10ng/ml 未満</td><td></td></tr>
<tr><td>予後良好な中リスク</td><td rowspan="2">高、または超高リスク因子がなく
かつ
以下の中リスク因子が
１個以上ある
● T2b-T2c
● グレード分類２または３
● PSA10-20ng/ml</td><td>● 中リスク因子１かつ
● グレードグループ１または２
かつ
● 生検陽性コア数が 50%未満</td></tr>
<tr><td>予後不良な中リスク</td><td>● 中リスク因子２または３または
● グレードグループ３または
● 生検陽性コア数 50%以上</td></tr>
<tr><td>高リスク</td><td colspan="2">● T3a または
● グレードグループ４か５または
● PSA20ng/ml 以上</td></tr>
<tr><td>超高リスク</td><td colspan="2">● T3b-T4 または
● 最も多いグリソンパターンが５または
● ５つ以上の生検コアでグレードグループが４か５</td></tr>
</table>

注
Ｔ１から４は原発巣の進み具合、PSA 前立腺特異抗原のことで病気の進行具合の指標となります。正常値は４ ng/ml 以下くらい。グレードグループはグリソンパターン（GP）から決められるもので、グレードグループ１は GP3+3 以下、グレードグループ２ GP３＋4、グレードグループ３ ＧＰ4＋3、グレードグループ４ GP4＋4、グレードグループ５ GP４＋５、５＋4、５＋５。なおグリソンパターンの合計値がグリソンスコア（GS）と呼ばれます。

CN（エヌシーシーエヌ）分類などです。表4にNCCN分類を示します。病気の進行度は、前立腺そのものの状態をT因子、リンパ節転移の状態をN因子、臓器への転移M因子として表します。Tは1～4で1はたまたま見つかった、1cはPSA高値のため、生検《せいけん》（針を刺して細胞をとること）で見つかった場合です。2は前立腺内に留まる、3は大きくなって前立腺の外側へ、4はさらに進んで他の臓器へ及んでいる場合です。Nは骨盤内リンパ節転移があれば1、なければ0です。Mも転移がなければ0、骨盤より外側のリンパ節転移でM1a、骨の転移でM1b、それ以外の転移はM1cになります。細胞の顔つきや並び方はグリソンという人が提唱したパターン分類で表します。数字が1から5まであり、1はほぼ正常に近いもので5はとても悪い状態です。最も多いパターンと2番目のパターンを3＋4のように示します。合計をグリソンスコアといいます。

リスク分類を用いると、将来の病気の進む程度の予想や治療方針（表5）の決定にも役立ちます。前立腺がんは他のがんと違ってゆっくり進む病気なので、残された寿命との兼ね合いを常に考える必要があります。治療しなくてもよい病気を無理に治療して、副作用をつくってしまっては意味がありません。

皆さんはこの表5をご覧になって驚かれることと思います。前立腺がんのすべての

表 5　前立腺がんの NCCN ガイドラインによる推奨治療法

超低リスク	余命	推奨治療法
	20 年以上	● 厳重観察 ● 放射線治療（外照射または組織内治療単独） ● 手術
	10-20 年	● 厳重観察
	10 年未満	● 観察
低リスク	10 年以上	● 厳重観察 ● 放射線治療（外照射または組織内治療単独） ● 手術
	10 年未満	● 観察
予後良好な中リスク	10 年以上	● 厳重観察 ● 放射線治療（外照射または組織内治療単独） ● 手術 骨盤リンパ節郭清
	10 年未満	● 放射線治療（外照射または組織内治療単独） ● 観察
予後不良な中リスク	10 年以上	● 手術 骨盤リンパ節郭清 ● 外照射 ホルモン療法 ● 外照射＋組織内照射 ホルモン療法
	10 年未満	● 外照射 ホルモン療法 ● 外照射＋組織内照射 ホルモン療法 ● 観察
高、超高リスク	5 年以上（または有症状）	● 外照射 ホルモン療法 ● 外照射＋組織内照射 ホルモン療法 ● 手術＋骨盤リンパ節郭清
	5 年未満かつ無症状	● 観察 ● ホルモン療法 ● 外照射

リスクで放射線治療は標準治療であることがわかります。さらに記載されている順番が「予後不良な中リスクで10年以上余命がある方」以外は放射線治療が手術より先に書かれていることです。あなたの主治医がこのことをお話されていないとすると、大丈夫なのでしょうか。前立腺がんの手術をする前には、放射線治療医の話も聞く必要があると思います。

前立腺がんの放射線治療

前立腺がんの放射線治療をおこなう場合を考えてみましょう。大体、以下の3通りの場合が考えられます。

1　がんを完全に治す治療
2　手術後に行う場合
3　骨の転移などにおこなう場合

がんを完全に治す治療

ＮＣＣＮのガイドラインに従うと、ほとんどの場合、放射性治療が最優先の治療ということになります。ただ、中リスク以上はホルモン療法を併用することも多いです。これは、ホルモン療法を併用したほうが、10年後にＰＳＡが増加してこない確率が高かったという欧米のデータに基づいています。通常は、放射線治療を開始する3～6か月前からホルモン療法をして、放射線治療が終了したら止める場合と、さらに2年程度続ける場合があります。注射は男性ホルモンを出さないようにする薬（正確に言うと、男性ホルモンが出るように刺激するホルモンを出さないようにする薬）です。飲み薬は男性ホルモンががん細胞にくっつかないようにする薬です。どちらも男性ホルモンの効果をブロックする作用があります。

副作用は、体がカーと熱くなったりするホットフラッシュ（女性の更年期障害のような状況）、筋力の低下、気力の低下、精力の低下などがあります。飲み薬では肝臓の機能が悪くなることもあります。

放射線治療は体の外から治療する外照射と組織内照射があります。

外照射はX線を用いるＩＭＲＴが通常おこなわれますが、まだ、ＩＭＲＴができない施設もあります。できるだけＩＭＲＴを受けることをおすすめします。費用もＩＭＲＴとそれ以外は大体同じです。1回2グレイで35〜40回くらいですが、最近では、1回の量を増加させて回数を減らす治療も健康保険が認められています。X線以外に陽子線や炭素線（重粒子線）治療も健康保険が使えます。ただ、X線のＩＭＲＴよりも陽子線や炭素線治療がよいという証拠はありません。

外照射をおこなう場合、前立腺のすぐ頭側にある膀胱《ぼうこう》の大きさが問題になります。尿のたまり具合で大きさが刻々と変わります。ＩＭＲＴなどの高精度治療の場合、わずかな位置の違いで前立腺に当たる量が変わるため、放射線治療時の膀胱の大きさをだいたい一定にしていただきます。私の施設では、治療前の1〜2時間くらい前に排尿していただいています。施設によっていろいろな工夫をしていると思います。

最近では前立腺の位置を照射中により確実に把握するために、金でできたマーカーを針で前立腺の中や周囲に挿入することもしています。また前立腺のすぐ後ろにある直腸へ放射線が当たらないようにするために、ゼリーのようなものを針で前立腺と直腸の間に入れることもします。このゼリーは体に無害で数か月後には自然に吸収されてなくなってしまいます。

シードと呼ばれるヨウ素125線源を前立腺内に埋め込む治療もおこなわれます（図19（70ページ））。大体2泊3日か1泊2日くらいです。外国では日帰りですが、日本では国の決まりで線源を入れた日は病院に入院することになっています。小さな線源ですので膀胱に落ちてしまって尿といっしょに外へ出てくる可能性があるため、一晩泊まっていただいて、尿を網でこすように決められています。実際の手技《しゅぎ》は2時間くらいで、これですべて終了です。リスクが高い場合は外照射と併用します。小線源治療時の注意点として、小さなお子さんを抱っこしない、もし線源がおしっこと一緒に出てきたら、拾って病院へ持っていく必要がある、外国へ行くときには線源が入っている証明書が必要、入れてから1年以内に亡くなった場合には前立腺をとり出さないといけないなどがあります。前立腺をとり出すのは、火葬した場合に線源がバラバラにならないようにするための国の決まりです。

シードは入れっぱなしになりますが、RALSを用いて治療する方法もあります。チューブを何本か2日間くらい刺しっぱなしにします。このチューブをRALSの機械につないで、1日2回朝と晩と治療して、全部で4回程度の治療です。この治療も、これでがんの治療は終了です。少し病気が進んでいる場合には小線源治療では放射線が届きにくいので、外照射を併用することもよくおこないます。

治療後はホルモン療法をおこなっていなければPSAは1～2年くらいかけて徐々に低下してきます。ただし、0にはなりません。これが手術と異なることろです。理由は、正常な前立腺が残っているのでPSAが生産されるためです。国際的な基準はPSAが最も低くなった値から＋2までは、再発はないと考えることになっています。たとえば最も低い値が1・25ng／mlなら3・25ng／mlまではOKということです。ホルモン療法をしていると、PSAの値はほぼ0になってしまいます。放射線治療後ホルモン療法を終了すると1～2年くらいして男性ホルモンが再び分泌されるようになります。そうすると正常な前立腺も元気になってPSAがふたたび増加します。多くの場合は0・1～1・0ng／mlの範囲におさまります。この場合、PSAの再発判定基準がはっきりしないので、私たちのところでは2を一応の目安としています。ただ、ホルモン治療はあわてて再開しないほうがよいと思います。バウンスと言って、また低下することも多いからです。PSAが4～5ng／ml程度になったときに泌尿器科と検討して、再開を決めています。ときどき、放射線治療のことをよく知らない泌尿器科医が、術後の再発基準である0・2ng／mlくらいでもPSAが漸増《ぜんぞう》してきているので、再発としてホルモン療法を再開してしまうことがあるようです。

以前は転移がある場合には、もう治らないと考えて前立腺への放射線治療はあまりおこないませんでした。最近、転移が少なければ（オリゴ転移といいます。オリゴとは少ないという意味です）治癒が期待できるのではないかという考えが出てきて、転移巣《てんいそう》と前立腺に病気が治る線量を照射することがあります。また、転移が多くても、前立腺への治療で、お元気でいていただける時間が延長するのではないかということで治療をおこなうこともあります。

手術後におこなう場合

前立腺全摘術をすると、治療は終わりと思っている方が多いと思います。しかし、実際はたくさんの人で手術後放射線治療が必要になります。手術で病気をとり残した場合と、完全にとれたと思っていてもＰＳＡが増加してきた場合です。ＰＳＡが再増加した場合をＰＳＡ再発と言います。リスクが高い場合で無理に手術をすれば、当然再発は多くなります。手術では前立腺を完全に切除しますので、術後ＰＳＡは０にならないといけません。０でないということは前立腺か前立腺がんが残っているということです。ＰＳＡがだんだん増加してきた場合に、放射線治療が必要になります。

0・2ng／mlが目安です。放射線治療は体外照射をおこないますが、術後は副作用がでやすいので、2グレイ　30〜35回程度です。放射線治療の線量が少ないこと、術後のため放射線が効きにくいこと、および既にリンパ節や骨に転移が起こっている可能性があることなどからＰＳＡを押さえ込める確率は世界統計でも全国統計でも約50％です。

骨の転移などにおこなう場合

前立腺がんは骨に転移します。転移がある場合はホルモン療法をおこないますが、痛みがある場合には放射線治療が有効です。1〜10回程度の体外照射で痛みがなくなったり、軽くなったりします。痛み止めと違って、病気の進行も止めることができます。

全身の骨に病気がある場合はラジウム223を4週間隔で静脈注射する方法もあります。症状に関しては劇的な効果はありませんが、病気の進行を抑える効果があります。副作用もあまりありませんので、試す価値はあると思います。

放射線治療時の注意する点

実は、あまり注意する点はありません。普通の生活をしていただいて結構です。夕方の治療前にゴルフを2ラウンド回ってきた患者さんがいらっしゃいました。ただ、飲酒は副作用が強くでる可能性がありますので、なるべく避けたほうがよいと思います。10回目くらいから禁酒していただき、後で述べる副作用がなくなるまではがまんしましょう。もちろん禁煙はお願いします。その他として極端に辛いもの、極端に消化の悪い物を大量に食べないようにお願いします。

便通はなるべくスムーズになるようにお願いします。便秘がちな方は、担当医と相談して整腸剤などを服用するのもアイディアかと思います。グリーンスムージー(＊)やヨーグルトを毎日食べるのもよいかと思います。

骨盤のリンパ節を照射するときは、逆に下痢になることがあります。なんとなく吐き気がしたりすることもあるので、このときは食事に注意したほうがよいと思います。日頃から食べ慣れた食事をなさってください。

欧米のデータで乳製品は前立腺がんに悪いというものがありますが、日本人が普通の食事でとる量は問題になりません。気にしないことです。楽しく食事をしましょう。

＊著者お勧めのレシピ　チンゲンサイ1株、パセリ1株、リンゴ1個、トマト1個をミキサーでグリーンスムージーにする。チンゲンサイを小松菜の葉（茎が入ると苦い）に代えたりして工夫をします。バナナが入るととても美味しくなります。パサパサするようならヨーグルトを大さじ3杯くらい加えましょう。（以上で1～2人前）

放射線治療をおこなっているときの副作用

放射線治療中の副作用は主に尿の症状です。尿の回数が増える、出すときチクンとする、めったにないですが思わず漏《も》れるなどです。治療が終われば1週間～1か月程度で治ります。まれに肛門がヒリヒリすることがあります。

尿意はかなり精神的な面があります。患者さんとお話していて、水道の蛇口、水の音などで無性に尿意が起こってしまうという方がかなりいらっしゃいます。

骨盤のリンパ節を照射する場合は、なんとなく気分が悪くなったり、下痢になったりします。気分不良にはよい薬がありますから、放射線治療の医師に相談してみてください。下痢は、照射方法によっては結構つらいことがあります。薬を使って抑えることが必要になる場合もあります。腸を避けた治療をすれば、あまりひどくはなりません。

放射線治療後6か月から数年たってからの副作用

治療後半年以降数年までは、肛門からの出血が多い副作用です。男性は出血になれていないので、精神的にまいってしまいます。痔《じ》の薬で様子を見ているとだんだん少なくなります。放射線が当たった直腸粘膜に毛細血管が浮き出てくるため、硬い便が当たると傷付いて出血します。飲酒で出血することもあります。便をなるべく軟《やわ》らかくしておくことと、大量の飲酒は慎《つつし》むことが肝要です。

あまり出血して貧血が進むようなら、内視鏡下でアルゴンレーザでの治療する必要があります。浮きでている血管を焼いて潰《つぶ》してしまう治療です。酸素を吸いながら2気圧の部屋に1時間ほど入る高圧酸素療法も有効です。30〜60回くらい入る必要があります。

膀胱・尿道出血もまれながらあります。血尿が主な症状です。大量に出血すると膀胱内で血液の塊《かたまり》ができて、尿道口に詰まってしまうことがあります。おしっこが出たくても、出ないという辛い状態になりますので、導尿する必要がありますので救急を受診してください。高圧酸素療法が有効な場合があります。

尿の切れが悪くなったり、漏れたりするような排尿に伴う症状がでることがあります。特に、手術後には放射線治療をしなくても頻繁に起こるようです。このような症状は年齢が上がってくるとだれでもあるようですが、前立腺の放射線治療後にも起こります。対策としては尿道の周りの筋肉を体操で鍛えましょう。いろいろあるようですが、一番簡単なのは、朝晩、おならをがまんするような感じで、10秒くらいおしりの穴を締めてからゆるめることを10回程度繰り返してみましょう。2～3か月くらいすると、徐々に尿の切れがよくなると思います。本格的なものは泌尿器科の医師に相談してみてください。

治療後の診察について

前立腺がんは何回も書いていますが、とてもゆっくりと進むがんです。他のがんでは、治療後5年くらい再発しなければ、ほぼ治ったと考えられますが、前立腺がんでは10年以上は3～6か月に1回くらいはチェックが必要です。前立腺がんの腫瘍マーカーであるＰＳＡが、非常に正確に病勢を反映します。99％くらいの病気ではＰＳＡの動きを見ていればよいので、採血で病状チェックが可能です。まれにＰＳＡが変化しない病気もあるので、私は1～2年に1回ていど直腸に指を入れて前立腺に触ってみる検査も併用しています。放射線の副作用による直腸からの出血も、同時にチェックできます。

主な放射線治療成績

根治を目的とする治療での成績ですが、5年後のＰＳＡが増加しない（＝他の治療が不必要である）確率は、低リスク群で80～90％、中リスク群で70～80％、高リスク群で50～70％と報告されています。術後のＰＳＡ再発に対する治療は5年後に他の治療が不要な確率が50％くらいです。

Column 3

先にも書きましたが、水道の蛇口を見たり、水の音を聞いたりすると強い尿意がおこる方がいらっしゃいます。治療後何年かしておこることもあるようです。そんな患者さんのお一人から教えていただいたのですが、水を使う前に排尿しておきます。尿意がおこっても、排尿後だから出るはずはないと自分に言い聞かせていたら治ったとのことでした。

脳腫瘍《のうしゅよう》

頭の中の脳にできる病気です。脳は周囲に硬い骨（頭《ず》がい骨《こつ》）があることと、脳自身が比較的硬い膜によっていくつかの部分に分けられているという特徴があります。これが問題で、脳に出来物ができると骨や膜の影響で脳が押されてしまいます。場合によっては脳ヘルニアといって隣の部分へ飛び出てしまうこともあります。そうなると、脳が働かなくなったり、意識がなくなったりします。時には命に関わってきます。

脳にはいろいろな病気ができますが、脳以外の部分のがんに相当する悪性腫瘍と、脳以外では治療の必要がない良性の腫瘍が放射線治療の対象となります。良性腫瘍は脳以外であればほっといて大丈夫ですが、脳だと、先に述べた骨や膜の影響で症状がでてきます。大人と子供でもできる病気の種類や治療方針が変わります。

1　大人の悪性腫瘍

2　大人の良性腫瘍

3　小児の悪性腫瘍

4　脳転移

などが放射線治療の対象です。

脳は人間の司令塔ですので、手術でとり過ぎると体が動かなくなったり、命に関わってきたりします。したがって、脳以外の臓器のように悪性腫瘍の周囲の脳を広めにとることができません。悪性腫瘍では放射線治療が必ずと言っていいほど重要な役割を示します。

大人の悪性腫瘍

主に神経膠腫《しんけいこうしゅ》とよばれる腫瘍です。たちの良いほうから悪いほうへグレード1、2、3、4に分類します。グレード1の一部を除いて原則悪性腫瘍です。以前は顕微鏡で見た腫瘍の顔つきで分類していたのですが、新しい分類では腫瘍の遺伝子をみることになっています。治療は手術、放射線治療、抗がん剤の組み合わせで治療します。グレード3、4では術後放射線治療をおこないます。グレード2以下では様子を見ることが多いです。可能な限り病気を摘出した後、体外照射2グレイ 30回か、1・8グレイ 34回程度をおこないます。同時にテモダール（テモゾロミド）という抗がん剤をお腹のすいたときに飲んでいただきます。また別の抗がん剤を点滴することもあります。

神経膠腫は周囲の広い範囲へ行きやすいので、以前はかなり広めに照射することが標準でした。現在もアメリカではかなり広い範囲が標準になっています。しかし、私も含めて半分くらいの施設では、IMRTを使ってあまり広くない範囲を治療しています。理由は、再発する場合は、やはり病気の周囲が多いからです。もちろん、狭いほうが楽ちんです。年齢が高い方では1回の線量を少し増加させる短期の治療法を選択することも多いです。15回前後でしょうか。普通の方法と治療効果には差がないと言われています。

再発した場合には、再度照射することもありますが、この場合は比較的短期におこないます。私は10回の治療をしています。

最近の話題としてホウ素中性子捕捉療法があります。まだ研究段階ですが、大変期待しています。

大人の良性腫瘍

基本的に良性腫瘍ですので、症状がなければ放っておいて大丈夫です。しかし、症状がでたり、どんどん大きくなったりするようなら治療が必要になります。主なものとして、ホルモンの司令塔にできる下垂体腺腫《かすいたいせんしゅ》、耳の神経にできる聴神経鞘腫《ちょうしんけいしょうしゅ》、髄膜腫《ずいまくしゅ》などがあります。

治療は手術です。キレイにとれれば、追加の治療は不要です。問題なのは、上手にとれなかったり、再発したりした場合などで再手術が難しい場合です。あるいは、手術すると耳が聞こえなくなったり、眼が見えなくなったりする可能性ある場合です。このときに放射線治療が有効です。治療法としてはＩＭＲＴなどの治療をおこなうか、定位照射として1～10回程度でピンポイントに治療する方法があります。病気の範囲が広い場合はＩＭＲＴなどが選択されます。範囲が狭ければ、定位照射がよいと思います。通常のリニアックでもできますが、ガンマナイフ、サイバーナイフ、トモセラピー、ノバリスなどの専用の装置もあります。

小児の悪性腫瘍

基本的にはとてもまれな病気です。小児は、心身の成長中ですので、放射線治療をおこなうと成長が障害されてしまいます。抗がん剤が効く病気がほとんどですので、治療の主体は抗がん剤になります。小さなお子さんでは髄芽腫《ずいがしゅ》（メドロブラストーマ）、思春期（ＡＹＡ世代）では胚腫《はいしゅ》（ジャーミノマ）が多い病気です。お子さんや思春期の方には、なるべく放射線治療はしたくありません。放射線治療の影響で何年かして副作用がでる可能性があるからです。しかし、命を助けるためには髄芽腫や胚腫では放射線治療が必要だと考えられています。特に髄芽腫では全脳・全脊髄照射が必要になります。これは脳と背骨の中にある脊髄《せきずい》という太い神経およびそれらが入っている脳脊髄腔《のうせきずいくう》すべてに放射線を照射するものです。治療する範囲が広いので辛い治療です。また、治療後に身長が伸びない、学力の低下、脳の機能障害、ホルモンの異常などが起きる可能性などが高い治療です。胚腫は放射線治療の範囲が狭く量も少ないので、髄芽腫ほど副作用がでません。それでも将来に別のがんが出るなどの可能性がありま す。

脳転移

症状のある脳転移はがん患者さんの8～10％に発生すると言われています。脳転移は1個のみのこともありますし、逆に小さなものがたくさんできることもあります。頭が痛かったり、吐いたりして見つかることも多いです。以前は、1個転移があれば、検査で見つからない転移はたくさんあるだろうということで、脳全体へ放射線治療をおこないました（全脳照射）。標準は3グレイを1日1回、10回 30グレイか、2・5グレイ 15回 37・5グレイです。頭全体に当たりますので、治療中は気分不良が結構つらい副作用です。治療後半年くらいすると、脳の機能低下が起こり、記憶障害などがでてきます。このくらいの線量では病気を完全になくすることが難しく、しばらくすると再発してしまいます。あるいは、脳以外の転移が悪くなることも多く、残念ながら長生きしていただけません。このため、脳機能障害もあまり問題になりませんでした。

病気にピンポイントで放射線を照射できる脳の定位照射は大線量の照射が可能なため、完全に病気をなくすることができます。図32（28再掲）は普通のリニアックを

図 32（図 28 再掲）

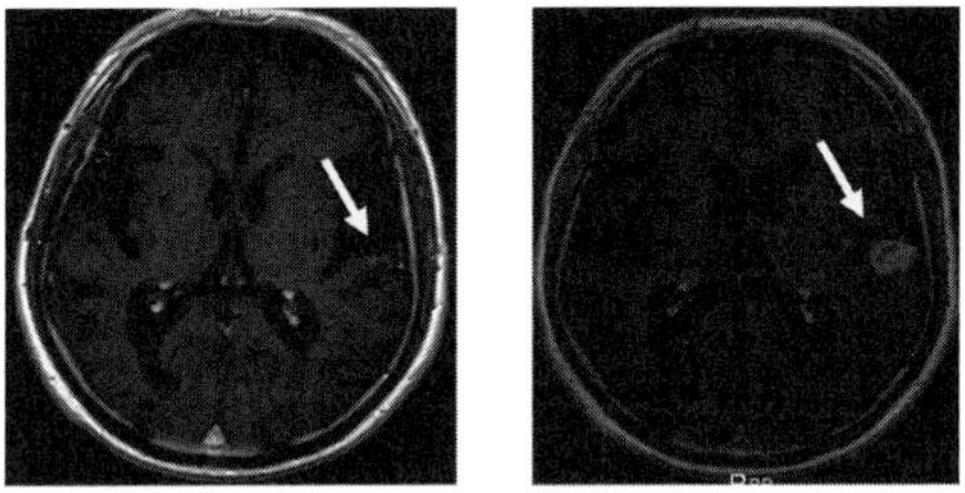

治療前　照射後1年

用いて定位照射した患者さんの例ですが、1年後も病気が完全に消えています。最初は1個程度から始まりました。10個くらいまでならあまり問題なく治療が可能です。ガンマナイフを使用している研究者グループからの報告で、多数個での定位照射の有用性が示されたので、脳転移の標準治療が全脳照射から定位照射へシフトしています。ピンポイントにしか当たらないので、記憶障害などの高次脳機能障害も少なくてすみます。治療期間も短期間で可能です。定位照射を1回でおこなうときは固定用のリングを局所麻酔で固定する必要がありますが、1日で治療が終了です。リング固定はちょっと痛いかな。

脳の放射線治療をおこなうときの注意点

放射線治療をするしないにかかわらず、脳に病気があると突然に痙攣が起こってしまう、いわゆるてんかんの発作が起きることがあります。痙攣《けいれん》止めのお薬を必ず飲んでいると思いますが、それでも起きることがあります。ですから、車やその他の乗り物の運転、高いところへ登るとか、水の中に入るなど意識を失ったら危ないことはしないでください。以前、患者さんからダイビングしてよいかとのご質問があって、それだけは止《や》めてくださいとお願いしたことがありました。

脳の放射線治療では気分の不良が起こることがあります。この場合は、頭の圧を下げる薬や吐き気止めで対応します。治療開始後1～3回程度で起こることが多いので、それまでに起きなければ、その後問題になることは少ないと思います。最初の2～3回は入院でお願いし、問題なければ退院していただくことが多いです。てんかん止めや脳の圧を下げる薬は、医師の指示どおりに飲んでください。かってに止めると、生命に関わるようなとんでもない副作用がおこることがあります。

Ｘ線は紫外線《しがいせん》と同じような効果を示しますので、日に当たると放射線とのダブルパンチになります。帽子などをかぶっていただき日焼けはさけるようにしてください。

放射線治療開始後3週間くらいで髪の毛が抜けることがあります。ある日、突然抜けだしますのでびっくりしないでください。定規で線を引いたように放射線が当たったところのみが脱毛します。最近のＩＭＲＴでは、頭皮の線量が低いことも多いので、抜けずにすむこともあります。

痙攣発作が起こると困るので飲酒は止めましょう。喫煙は、放射線との相性が悪いので禁煙をお願いします。

放射線治療をおこなっているときの副作用

治療開始後、なんとなく気分が悪い、吐き気がしたり吐いたりすることがあります。今は、とてもよい吐き気止めがありますので、無理にがまんする必要はありません。前にも書きましたが照射した部分の髪の毛が3週目くらいから抜けることがあります。ある日突然抜けますのでびっくりしないでください。

放射線を当てた部分の皮膚が、うっすらと日焼けのように赤くなることがあり、かゆみがでることもあります。かくと皮膚が傷つくのでかかないでください。かゆみが強い場合には、軟膏などを使用すると軽くなるので、医師に相談してください。自分の判断ではお薬は使わないでください。冷やすと軽くなることもあるので、保冷剤などをタオルにくるんで、直接当たらないようにして冷やしても良いと思います。ただし、気持ちが良い場合のみにしてください。放射線治療の前には冷やさないでください。冷やすとつらい場合は止めておきましょう。

非常にまれには脳が一時的にむくんで、病気の症状が悪化することがあります。意識障害や痙攣などのてんかんのような症状がでることもあります。治療が必要なので医師に必ず相談してください。

放射線治療後6か月から数年たってからの副作用

放射線で抜けた髪の毛が生えてこない場合や、生えてきた髪の髪質が変わってしまうことがあります。また照射した皮膚の汗や皮脂が減って乾燥した感じがすることもあります。まれには物忘れなどの認知症のような症状がでることもあります。医師に相談してください。

放射線照射するときは細心の注意をしていると思いますが、眼の中のレンズ（水晶体）は放射線に比較的弱いので、レンズが曇る白内障《はくないしょう》という病気になることがあります。ただ、白内障は年齢が上がると皆さんなるので、放射線によるものか年齢によるものかわからないことも多いです。白内障は簡単な手術で治すことができます。

まれには、脳や脳からでてくる神経の一部が壊れてしまうこともあります。これは、放射線の量によるので、治療前に説明があると思います。

お子さんの場合は、治療後に身長が伸びない、学力の低下、脳の機能障害、ホルモンの異常などが起きる可能性があります。

おもな放射線治療成績

グレード4の神経膠芽腫はとても治りにくい病気です。1年後に生きていていただける可能性は65%、2年後では35%くらいになってしまいます。

グレード3の退形成性星細胞腫《たいけいせいせいさいぼうしゅ》で5年生存率は50%、乏突起膠腫《ぼうとっきこうしゅ》・星細胞腫では5年生存率が60%くらいです。

Column 4

脳の放射線照射中に「ピカピカ」する光（主に白色から青色）やプラスチックを燃やしたようなにおいを感じることがあります。原因はまだよくわかっていません。においは若い人に多いようです。光はチェレンコフ光という物理現象ではないかと思っています。

鼻《はな》、口《くち》、のどのがん（耳鼻咽喉科領域の病気）

鼻、副鼻腔《ふくびくう》、口、舌、のど、耳のどこの部分にもがんができます。できる場所によって、同じがんでも性質と治療法は少しずつ違います。手術で簡単にとれる場合もありますが、顔の形や、声を出すなどの働きが駄目になってしまう場合も多い場所です。このため、放射線治療は放射線のみで、あるいは抗がん剤と一緒に治療することで形や機能を守りながらがんを治すことに用いられることが多いです。

特殊ながんでは、X線よりも陽子線や炭素線の治療効果が良い場合もあります。このような病気では健康保険で治療が受けられます。普通のがんは、X線治療と陽子線や炭素線治療との差が明確ではないので、保険診療は認められていません。

次に個々の部位について見てみましょう。舌《ぜつ》がんはＴ１、Ｔ２であれば舌の部分切除あるいは密封小線源治療がおこなわれます。ただ、舌の密封小線源治療は設備と技術が必要なため特殊な病院でしかおこなわれていません。その他の口内のがんは、手術と放射線治療の併用がおこなわれます。

上顎《じょうがく》がんは一般に手術、放射線治療、化学療法を組み合わせた治療が標準治療としておこなわれます。鼻の奥の上咽頭《じょういんとう》とよばれるところは、なぜか放射線や化学療法がよく効《き》く部分です。また手術もしにくい場所ですので放射線治療単独か放射線治療と化学療法の併用が標準治療です。

口の奥（中咽頭とよばれます）は手術と放射線（＋化学療法）がどちらも標準治療となっています。両者併用もよくおこないます。その場合は術後照射することが多いです。

もっと奥の下咽頭でも手術、放射線治療＋化学療法が標準治療ですが、三者を併用することもしばしばです。喉頭がんも早期なら放射線治療が中心、進行期では手術中心で治療がおこなわれます。

いずれにしろ、耳鼻咽喉科領域の病気は手術、放射線治療、化学療法を上手に併用して、病気をしっかり治し、可能なかぎり形と機能を残す治療を選択します。

口、鼻、のどの放射線治療をおこなうときの注意点

口、のどの粘膜は放射線に弱いので副作用がでやすいです。ちょうど風邪《かぜ》を引いたときのように口の中が痛くなります。また、唾《つば》を出す唾液腺《だえきせん》が耳の下、顎《あご》の下、および舌の下にあって、ここに放射線が当たると唾液が出にくくなります。口に放射線が当たると味が悪くなったり、味がしなくなったりします。

風邪を引いて、口の中やのどが痛いことを考えてみてください。そのときと同じ注意をするとよいでしょう。刺激の少ない軟らかい食事にしましょう。食事は、熱いもの、香辛料の効いたもの、辛《から》いもの、すっぱいもの、味の濃いもの、硬いもの、刺激物は避けましょう。水分が多い食べ物（おかゆ、ポタージュ、スープ、ヨーグルト、豆腐、バナナ、ゼリードリンクなど）がおすすめです。ともかく、食べやすい食事を可能なかぎりとってください。痛みが強い場合には、痛み止めの飲み薬や、粘膜表面の麻酔薬を使うのも一案です。担当の医師とよく相談して、食事量を減らさないように努力しましょう。

飲酒・喫煙はこの領域の放射線治療時には、副作用の症状をとても悪くします。禁

酒・禁煙がとても大事です。ノンアルコールビールはお酒ではないので、飲んでもかまわないですが、炭酸がしみるようなら止めてください。

つばが出にくくなるので、口が渇きます。1日に何回もうがいをして口のなかを清潔にしてください。必要に応じてうがい薬を処方《しょほう》してもらいましょう。口の中が荒れた場合には、歯ブラシで粘膜を傷つけないように注意しましょう。介護用品を売っているお店で、介護用の歯ブラシを購入するのも一案です。歯と歯茎の間の汚れはきれいにしてください。口の中の清潔は大事ですので注意してください。

顔や首を洗うときはこすらずに、ぬるま湯と刺激の少ないベビー石鹸などで洗ってください。手に石鹸をつけて優しく洗ってください。もし、皮膚の皮がむけるようなら、皮膚につかない特殊な保護材での保護が必要です。すぐに、放射線治療の医師や看護師に相談してください。慣れていない医師や看護師では適切な処置ができないことがあります。かならず、放射線治療のスタッフに相談してください。

ひげそりは電気カミソリを使ってください。デリケートな皮膚を傷つけないように直接肌に刃があたるカミソリは使わないようにしましょう。刺激のある化粧品（ローションなど）は避けましょう。

首まわりのきつい衣服（特に糊《のり》の効いたワイシャツなど）は避けてください。デリケートな状態の皮膚を傷つけ、皮がむけてしまうことがあります。意外に、Tシャツの首回りのところですら、傷がつくことがあります。

皮膚炎が起こったら熱いお風呂、温泉などは避けてくだだい。皮膚が赤くなる、ひりひりするなどの場合は日焼けと同様に対応します。気持ちがよければ冷却するのも可ですが、直接冷やすと冷えすぎて凍傷になってしまうことがあります。冷却材は必ずタオルなどに包んで、凍傷にならないように注意しましょう。放射線治療の前には冷やさないでください。必要に応じて炎症を抑えるクリームを処方してもらいましょう。日常生活は普通で結構です。ただし過労は避けてください。

歯の注意点

放射線治療前に虫歯があると、治療後、ばい菌が入って骨に膿《うみ》がたまる顎骨壊死《がっこつえし》という大変なことになることがあります。普通は、放射線治療の専門医が口の中を拝見して、必要により歯科で治療をお願いします。場合によっては、抜歯《ばっし》や治療してある金属の冠《かん》をはずしていただくこともあります。それは、副作用を予防するためですので、ご理解をお願いします。また、放射線を当てている最中には、マウスピースを使用していただくこともあります。

治療後の注意点として、唾《つば》がいつまでも出にくいことがあります。唾は口の中をきれいに洗う作用もあります。食べかすが歯に付いていると虫歯になりやすいので、食後は必ず歯磨きする習慣をつけるようにお願いします。歯茎に放射線が当たった場合は、その部分の抜歯をすると傷が治らず、ばい菌が入って顎骨壊死になる場合があります。歯科で抜歯と言われたら、必ず放射線を当てたことがあるとお知らせしてください。できれば、放射線を当てた歯を治療したことのある歯科医師に治療をお願いしたほうがよいと思います。放射線治療をした施設では、どの部分にどれだけ放射線が当たったかという記録がありますので、紹介状を書いてもらってください。

放射線治療をおこなっているときの副作用

治療回数が進むとでてくる副作用がほとんどですが、放射線が当たった場所でそれぞれ特徴があります。皮膚炎はどの部分でも起こります。ちょうど日焼けのようになり、場合によっては皮がむけてとても痛くなることもあります。その場合は、皮膚を清潔にして、かつ保護する必要がありますので、専門的な知識をもったスタッフの処置が必要です。不用意にガーゼなどは使用しないでください。皮膚にくっついて、剥《は》がすときに皮膚まで剥がしてしまいます。ひげや髪の毛がある部分に当たると、抜けてしまうことがあります。

口や唾液腺《だえきせん》に照射した場合には、口内炎《こうないえん》になって口が痛くなる。また唾液の量が減って、口が乾き、ねばねばする。食べ物の味がわかりにくくなることがあります。味は治療開始直後から変わったり、わからなくなることもあるようです。味覚の変化は治療終了後も長く続くことがあります。

のどの場合には、ちょうど風邪を引いてのどが痛いのと同じで、のどがイガイガしたり痛くなったりします。また、のどが渇いた感じになり、咳《せき》が出ることもあります。また、声がかれ、声を出しにくくなったりします。食事のつかえる感じがすることもあります。

鼻や副鼻腔に照射した場合には眼が近くなので結膜炎《けつまくえん》などが起こることがあります。また、涙が多くなったり、逆に目が乾いたりすることもあります。鼻が乾燥して、詰まることもあります。

放射線治療後6か月から数年たってからの副作用

これも放射線治療をおこなった部位により大きく変わります。共通するのは照射した部分の汗や皮脂《ひし》が減って乾燥した感じがすることがあります。皮膚が少し厚ぼったくなったり、色が変わったり、皮膚表面の細い血管が拡張することがあります。

手術後の人に多いのですが、リンパ液が皮下《ひか》にたまって首から顎《あご》がむくんで太くなることがあります。ちょっと二重顎のような感じになることがあります。

口や唾液腺に照射した場合には、いつまでも唾液が減って口の乾きが続くことがあります。この場合、虫歯になりやすく、虫歯になるとばい菌が歯の根元に入って膿《うみ》がたまることがあります（顎骨壊死）。特に、不用意に抜歯するとそこからばい菌が入ります。ともかく、口の中を清潔にすることが大事です。食べたら歯磨きをする習慣が大事です。

のどに照射した場合には、のどが渇いてなんとなく違和感が続くことがあります。食事の飲み込みが悪くなることもありますし、声がかすれることもあります。

喉仏《のどぼとけ》の下くらいに甲状腺《こうじょうせん》というホルモンを作っている臓器があります。甲状腺ホルモンは体の元気をだすホルモンですが、放射線治療後2～3年するとホルモンの出が悪くなることがあります。寒がりになったりします。もし、寒がりになったり、なんとなく元気がでない場合は、医師に相談して甲状腺ホルモンを計ってもらいましょう。甲状腺の機能が下がっている場合には、甲状腺ホルモン剤を飲めばすぐに元気が回復します。甲状腺機能低下のまま放っておくと、むくんだり、心臓のまわりに水がたまったりして大変なことになります。

鼻や副鼻腔に照射した場合に可能性のあるものとして、白内障があります。これは目のレンズが曇《くも》る病気です。年齢が上がるとだれでもなりますが、放射線で起こることもあります。なんとなく眼の前がうっすら曇るようなら、医師から眼科を紹介してもらいましょう。あと、涙が減ることがありますので、目が乾くときも眼科を紹介してもらいましょう。

おもな放射線治療成績

口腔《こうくう》がんは、早期は小線源治療で手術と同等の成績が上がるのですが、今、できる施設が限られてしまっています。進行例では手術と併用で治療されています。上咽頭がんでは5年生存率は、Ⅰ期80％以上、Ⅱ期70～90％、Ⅲ期60～85％、ⅣA期30～70％と報告されています。中咽頭がんはⅠ・Ⅱ期80％以上、Ⅲ・Ⅳ期40～60％くらいです。下咽頭はⅠ期30～65％、Ⅱ期30～55％、Ⅲ期10～40％、Ⅳ期（ⅣC期をのぞく）で5～30％と報告されています。

喉頭《こうとう》がんは声帯にできるタイプが圧倒的に多く、T1N0で5年局所制御率80～95％、T2N0で70～85％です。再発したら手術で再度根治がねらえます。進行例ではT3で40～70％、T4aでは15～50％と報告されています。上顎洞《じょうがくどう》がんは手術との併用ですが、5年生存率50％くらいです。

肺《はい》がん

肺にできるがんは小細胞肺《しょうさいぼうはい》がんとそれ以外に分けて考えます。小細胞肺がんは早期のみ手術をしますが、手術するケースはほんのわずかです。それ以外は抗がん剤での治療が主体です。小細胞肺がんは抗がん剤がとてもよく効きます。放射線治療ができる範囲に病気が留まっているなら、1・5グレイずつ1日2回、6時間くらいの間隔で照射します。合計で30回 45グレイと抗がん剤の同時併用が最も確かな治療です。この治療ができないときには1日1回 2グレイを25〜35回する治療もおこないます。その後、抗がん剤治療を続けます。小細胞肺がんは脳へ転移しやすいので、最終的には脳へ転移予防目的で2・5グレイ 10回か、2グレイ 15回の全脳照射をします。この程度の全脳照射だと、時間がたってから起こる副作用はほとんど起きませんので、安心してください。

小細胞肺がん以外のがんは非小細胞肺がんと言います。手術ができるなら、可能な限り手術するほうがよいと言われています。手術はできないけれど放射線治療ができる範囲に病気が留まっていれば、抗がん剤と放射線治療の同時併用が標準です。2グレイ30回くらいでおこないます。小さな病気では、放射線治療単独でピンポイントで照射する定位照射で高い治癒率《ちゆりつ》が望めます。4～8回程度の治療です。私たちは手術と同等と思っていますが、ちゃんと比べた研究がないので、今の標準治療は手術です。

肺がんは脳や骨に転移しやすいので、症状をとる治療をおこなうこともよくあります。普通は1～10回程度までの治療で、症状をとることができます。

左右の肺の真ん中は縦隔《じゅうかく》とよばれます。ここにも腫瘍ができることがあり、手術の後で術後照射として25回～30回くらいの放射線治療をおこなうことがあります。手術せずに放射線治療で治す場合もあります。

放射線治療をおこなうときの注意点

肺がんのおもな原因はたばこです。放射線照射中の喫煙も後で述べる肺炎やそれ以外の副作用をも悪くしますので、絶対に禁煙してください。

肺の病気の治療では、どうしても食道（食事の通り道）に放射線が当たることが多いので、食道の日焼け症状（食道炎）が起こります。口の治療と同じで、しみるような食物は避けたほうがよいと思います。食事は、熱いもの、香辛料の効いたもの、辛《から》いもの、すっぱいもの、味の濃いもの、硬いもの、刺激物は避けましょう。ともかく、食べやすい食事を可能な限りとってください。お酒は食道炎に悪いし、そもそもしみると思いますので禁酒がよいでしょう。

皮膚炎が起こることがあります。前側は皆さん注意されるのですが、背中にも起こります。以前、菜箸《さいばし》で背中を掻《か》いて、傷だらけにされた患者さんがおられました。うっかり掻いてしまいますので、気を付けましょう。上から軽くたたくか、冷やして気持ちがよければ、保冷剤をタオルにくるんで冷やしてください。直接冷やすと、凍傷になることがありますので、直接は冷やさないでください。ただし、放射線治療の前には冷やさないでください。かゆみが強いときは、医師に相談してかゆみ止めの軟膏やクリームを処方してもらいましょう。

放射線照射期間から終了後1年くらいまで、放射線肺炎の危険性があります。もともと間質性肺炎《かんしつせいはいえん》などがある方や、抗がん剤を使うときにリスクがあがります。症状は、空咳《からぜき》、熱、息苦しさです。風邪とよく似ていますが、症状がひどかったり長引いたりするときは医師に相談しましょう。検査をすれば、風邪か放射線肺炎かはすぐわかります。ステロイド剤を点滴したり内服したりして治療します。可能ならステロイドは使わないほうがよいのですが、症状が強かったり、広い範囲に肺炎が起こったりする場合は速やかに治療すべきです。下手《へた》をすると、命に関わります。

肺の定位照射をするときには、ほとんど注意事項はありません。普通の生活をしていただいて結構です。ただ、表面に近い病気の場合、治療後数か月以降で肋骨が折れることがあります。病気の近くの皮膚の下が部分的に痛いときは、放射線治療の医師に相談してみましょう。ただ、治療は安静にするだけです。しばらくすると痛みはなくなります。

放射線治療をおこなっているときの副作用

前にも書きましたが、食道に放射線がどうしても当たってしまいます。食道が、皮膚の日焼けのような炎症を起こすことがあります。食事がつかえる感じや、飲み込むときに痛みがあったりします。そのときは、医師に相談して粘膜を守る薬や痛み止めを処方してもらいましょう。私はアルギン酸ナトリウムという緑色の粘膜保護薬を使用することが多いのですが、これは食事の前か、食事と食事の間に飲むことが普通です。昆布から作るらしいです。

放射線の影響よりも同時に使用する抗がん剤の影響が強いと思いますが、体がだるくなったり、疲れやすくなったりすることもあります。同時に食欲も落ちることもあります。

気管支が放射線の影響で乾いた感じになり、咳が出やすくなることもあります。照射部分の皮膚が日焼けのように赤くなったり、痛かゆくなったりすることもあります。この場合、背中側のほうが強くでることもあります。放射線治療に使うX線は皮膚の線量が低いのですが、治療用の寝台の影響で背中側が前側より皮膚へ放射線が余計に当たるためだと思います。

放射線治療でいちばんいやな副作用は放射線による肺炎です。普通の肺炎は、肺の構造に一致した範囲に起こりますが、放射線の肺炎は放射線が当たった部分のみに起こります。CTやX線写真ではちょうど定規で線を引いたように肺炎とそうでない部分が分かれます。主な症状は、咳、息苦しさ、発熱です。放射線治療中から終了後1年くらいは危険性があります。

放射線が当たった部分のみに起こっているものはあまり心配いりませんが、まれに当たっていない部分へ広がることがあります。この場合はかなり深刻ですので、入院してしっかり治療する必要があります。

放射線治療後6か月から数年たってからの副作用

放射線皮膚炎の後、汗が少なくなって乾燥することがあります。医師に相談して、お気に入りの乳液等で対応してもＯＫです。放射線肺炎の後の肺が硬くなって、縮むことがあります。肺線維症《はいせんいしょう》という状態ですが、この部分の肺の機能がなくなります。広い範囲に放射線を照射しなくてはならなかった場合には、放射線肺炎の範囲も広くなります。場合によっては、酸素の吸入が必要になることもあります。がんばって酸素吸入をせずに低酸素状態が続くと、心臓などに悪い影響が起きます。少し不便かもしれませんが、必要なときにはしっかりと酸素吸入をお願いします。

まれに心筋梗塞《しんきんこうそく》、不整脈、心臓のまわりに水がたまることもあります。動悸《どうき》などがある場合は、主治医に相談して検査を受けてください。

おもな放射線治療成績

Ⅲ期で手術不能な非小細胞肺がんでは、化学放射線療法で5年生存率20～25%でしたが、新しい免疫チェックポイント阻害剤と併用するとはるかに高い生存率が報告されています。治療方針が大きく変わりつつあります。

Ⅰ期に対する定位放射線治療は高い局所制御率（約90%）が達成できますが、手術が標準治療となっています。手術不能例（体調が不良、肺の機能が不良など）では3年生存率60%と報告されています。小細胞肺がんは放射線治療ができる範囲に病気がおさまっていれば、放射線治療と化学療法の併用が標準治療です。この場合、5年生存率20～30%くらいと報告されています。

食道《しょくどう》がん

食道はのどから胃まである細長い臓器です。食道がんの主な原因は飲酒と喫煙です。食道にできる主ながんは飲酒と喫煙が原因の扁平上皮《へんぺいじょうひ》がんと、逆流性食道炎《ぎゃくりゅうせいしょくどうえん》などで胃の入り口付近の食道が荒れている場合にできる腺《せん》がんです。両者は顕微鏡で見た顔つきが違っていますし、病気そのものの性質も違うようです。日本人には扁平上皮がんが多く、欧米では腺がんが多いことが知られています。もう1つ大事な点は、食道の表面の細胞の性質が口・のどや気管支の表面の細胞とよく似ています。この部分も飲酒と喫煙でがんが起きやすいことから、一度食道がんができると、別の食道がんや口、のど、肺のがんがとてもできやすいことです。ですから、定期的なチェックが必要になります。

食道がんの放射線治療には、

1　粘膜や粘膜のすぐ下の部分に留まるがんの治療
2　手術可能ながんの治療
3　手術できないくらい進行したがんの治療
4　転移や再発の治療

などがあります。

粘膜や粘膜のすぐ下の部分に留まるがんの治療

このようながんのもっとも手っ取り早い治療は、内視鏡でとり除いてもらうことです。技術が進歩して、安全に短期間で治療することができます。ただ、深いところまで進行している場合に、リンパ節転移が起こる可能性が高くなります。このような場合、内視鏡での切除後に手術してリンパ節を切除するか、放射線治療2グレイ 20〜25回程度予防的に治療するかの判断が必要になります。放射線治療をするときには、抗がん剤の併用をおこなうことも多いです。

表面のがんでも広い場合には、内視鏡でとると食道が狭くなって食事がしにくくなることがあります。このような範囲の広いがんの場合に、放射線治療と抗がん剤の併用で治療します。25〜30回くらいの治療です。

手術可能ながんの治療

ついこの間までは、手術しても抗がん剤と放射線治療の併用をしても治る可能性は一緒だと考えられていました。しかし、抗がん剤の治療をおこなってから手術をすると、10％くらい放射線治療より治る可能性が高いことがわかりました。現在の標準的治療は抗がん剤治療後の手術です。治癒する可能性は放射線治療が40％くらいでしょうか。どうしても手術がお嫌な場合には10％の差をご理解いただき、抗がん剤と放射線治療を併用することも可能です。

病気の進行度からは手術可能であっても、お体の具合で手術ができない方もたくさんいらっしゃいます。その場合も、抗がん剤と放射線治療をおこないます。

いずれにしても、1日1回、25〜30回くらいの治療と抗がん剤の点滴治療が標準です。

手術できないくらい進行したがんの治療

手術ができないくらい進行したがんでは、抗がん剤と放射線治療でもう一度治癒を目指します。もちろん、抗がん剤の治療に耐えられるだけの体力は必要です。治療法は、前述の2の「手術可能ながんの治療」の場合と同じです。

体力の残っていない方では、放射線単独治療で症状の改善を目指します。治療期間はなるべく短期を目指します。

転移や再発の治療

手術をしても、頸《くび》や、食道のあった部分、お腹の中などに病気がぶり返すことがあります。再手術をすることもありますが、抗がん剤と放射線、あるいは放射線治療単独でぶり返した病気をなくす、あるいは症状をとる治療をします。この場合も、なるべく短期に目的が達せられるようにすることが多いです。

放射線治療をおこなうときの注意点

肺がんと病気の場所が近いので、肺がんの注意点とほぼ一緒です。

食道がんのおもな原因はたばこと飲酒です。放射線照射中の喫煙も副作用を悪くしますので、絶対に禁煙してください。飲酒も同様ですので、禁酒をお願いします。

食道に放射線が当たりますので、食道の日焼け症状（食道炎）が起こります。しみるような食物は避けたほうがよいと思います。食事は、熱いもの、香辛料の効いたもの、辛いもの、すっぱいもの、味の濃いもの、硬いもの、刺激物は避けましょう。ともかく、食べやすい食事を可能なかぎりとってください。

皮膚炎が起こることがあります。前側は皆さん注意されるのですが、背中にも起こります。うっかり掻《か》いてしまいますので、掻かないようにしましょう。上から軽くたくか、冷やして気持ちがよければ、保冷剤をタオルにくるんで冷やしてください。ただし、放射線治療の前には冷やさないでください。直接冷やすと、凍傷になることがありますので、直接は冷やさないでください。かゆみが強いときは、医師に相談してかゆみ止めの軟膏やクリームを処方してもらいましょう。

放射線照射期間から終了後1年くらいまで、放射線肺炎の危険性があります。もともと間質性肺炎《かんしつせいはいえん》などがある方や、抗がん剤を使うときにリスクが上がります。症状は、空咳《からぜき》、熱、息苦しさです。風邪とよく似ていますが、症状がひどかったり長引いたりするときは医師に相談しましょう。検査をすれば、風邪か放射線肺炎かはすぐわかります。ステロイド剤を点滴したり内服したりして治療します。可能ならステロイドは使わないほうがよいのですが、症状が強かったり、広い範囲に肺炎が起こったりする場合は速やかに治療すべきです。下手をすると、命に関わります。

最初にも書きましたが、口、のど、食道、肺にとてもがんが起きやすい状態です。必ず、定期的にチェックを受けましょう。下咽頭《かいんとう》とよばれるのどの一部にできるがんは、なかなか見つからずに、見つかった場合には手遅れのことが多く、治りにくいがんの一つです。定期的に検査をしていると、これまでには見つけることのできなかった表在性《ひょうざいせい》の下咽頭がんが、食道がんの治療後の患者さんで、たくさん見つかるようになりました。内視鏡で簡単にとれたり、放射線治療で簡単に治ったりするようになりました。食道がんがなかったら、なかなか発見されるチャンスがなく、治らなかったのではないかと思います。

放射線治療をおこなっているときの副作用

食道に放射線が必ず当たりますので、放射線による食道の日焼け症状が起こります。病名は放射線食道炎ということになります。胸やけ、のど痛、食事のつかえ感などが症状です。最悪、食事がとれなくなることもあります。抗がん剤との併用をすると、吐き気がする、体がだるく、疲れやすくなる、食欲がなくなるなどの症状がでることもあります。抗がん剤の影響で血液の細胞が減ることがあります。白血球が減るとばい菌にかかりやすくなります。大体の目安は1000個／μLくらい以下では危険性が高いので、人混みに出ないなどの注意が必要です。白血球を増やす注射もありますので、抗がん剤担当の医師と相談してください。血小板《けっしょうばん》が30000～50000個／μL以下になると出血しやすくなります。危険なときは血小板を輸血する必要があります。貧血が進むと、動悸《どうき》がひどくなったりします。顔色も悪くなります。ひどいときには輸血が必要になることもあります。放射線治療のみでは血液の細胞が減ることはほとんどありません。

照射した部分の皮膚がいわゆる放射線皮膚炎になり、日焼けのような症状になることがあります。かゆみがひどいときには、薬を塗るなどの治療をする必要がありますので、医師に相談してください。気持ちが良ければ、冷やしていただいても結構ですが、直接冷やすと凍傷になってしまうことがありますので、タオルなどにくるんで冷やしてください。ただし、放射線治療の前には冷やさないでください。

最近はほとんど経験しなくなりましたが、病気が大きいときには病気に穴が開くことがあります。そこからばい菌が入って食道の周りの炎症や肺炎が起こることがあります。むせやすくなったり、高い熱がでたりしますので、このような場合にはすぐに医師に相談してください。症状の重い副作用がでた場合、数週間の入院が必要になる場合があります。

放射線治療後6か月から数年たってからの副作用

多いものとしては、放射線皮膚炎の後に汗や皮脂が減って、照射した部分の皮膚が乾燥した感じがすることがあります。

元々の病気が大きくて食道が治療する前から細かった場合に、食道が狭いままで治ることがあります。ステーキなどがつかえて、とれなくなることがあります。内視鏡でとらなくてはならないので、すぐに病院へ行きましょう。

まれに起こるものとして、食道の近くの肺に放射線による肺炎やその後が硬くなる肺線維症《はいせんいしょう》が起こることがあります。症状はあったとしても空咳程度かと思いますが、もし、広い範囲に起こると熱が出たり、息苦しかったりすることがあります。この場合は、医師に相談してください。心臓の周囲（心のう水）や肺の周囲（胸水《きょうすい》）に水が溜《たま》ることがあります。歩行時の息苦しさなどが主な症状です。下肢《かし》がむくむこともあります。このような症状があるようなら、治療が必要になる場合もありますので医師に相談してください。

おもな放射線治療成績

Ⅰ期では5年生存率70〜85％、Ⅱ・Ⅲ期40％、切除不能T４または鎖骨上窩《さこつじょうか》リンパ節転移例で20％くらいと考えられます。チャンピオンデータ（条件のよい患者さんを治療した最もよいデータ）ではⅡ・Ⅲ期では74％との報告もあります。ただ、これはあくまでもチャンピオンデータです。

胃《い》がん

胃がんの治療は手術が基本です。しかし、進行がんなどで、手術をすることが困難な場合に症状の改善、病気の進行の防止などの目的で10回程度の短期間の放射線治療がおこなわれます。

放射線治療時の注意する点

胃、十二指腸、小腸、大腸などに放射線が照射されます。また同時に抗がん剤を使用することも多いので、その影響もあって吐き気がでることがあります。日頃から食べ慣れた食事をなさってください。極端に辛いもの、極端に消化の悪い物を大量に食べないようにお願いします。強力な吐き気止めがありますので、そのようなときは、遠慮しないで放射線治療担当の医師に相談してください。

抗がん剤の影響で血液の細胞が減ることがあります。白血球が減るとばい菌にかかりやすくなります。人混みに出ないなどの注意が必要です。白血球を増やす注射もありますので、抗がん剤担当の医師と相談してください。血小板《けっしょうばん》が減りすぎると血小板を輸血する必要があります。貧血が進むと、動悸《どうき》がひどくなったりします。顔色も悪くなります。ひどいときには輸血が必要になることもあります。放射線治療のみでは血液の細胞が減ることはほとんどありません。

放射線治療をおこなっているときの副作用

照射中に注意する点でも書きましたが、吐き気や気分不良などが起こることもあります。つわりのようだとおっしゃる方もいらっしゃいます。最近は、よい吐き気止めが使用できますので、医師に相談してみてください。お腹がゴロゴロしたり下痢になったりすることがあります。軽い場合は整腸剤などで様子をみますが、ひどい場合には下痢止めを飲んでいただかないと駄目なこともあります。

また、抗がん剤との併用では、白血球、血小板が減ることがあります。普通は治療が必要になるほどは減りません。白血球が極端に減る（1000個／μL以下）とばい菌にかかりやすくなりますので、人混みは避けたほうがよいと思います。白血球を増やす注射がありますので、担当の医師が対応してくれるはずです。血小板が減ると出血が起きます。30000〜50000個／μL以下では輸血などの処置が必要です。

放射線治療後6か月から数年たってからの副作用

総線量が少ないので、時間が経過してから起こる副作用はほとんどありません。

肝《かん》、胆《たん》、膵《すい》のがん

この臓器は三つのセットで語られることが多いですが、治療法はずいぶん違います。

肝がんは肝炎ウイルスが原因のことが多く、一つ治療しても、また別のところにできる特徴があります。手術が基本ですが、小さなものはラジオ波で焼灼《しょうしゃく》する方法も有効です。多発するので、信頼できる内科医にちゃんと診察してもらえる体制が大事ではないでしょうか。放射線治療は転移の治療や、門脈《もんみゃく》という肝臓の太い血管に病気が入っている場合の治療くらいしか出る幕がありませんでした。最近、技術が進んで、いわゆる粒子線治療（陽子線治療、炭素線治療＝重粒子線治療）やX線によるピンポイント治療（定位照射）で病気を治すことができるようになりました。ただ、比較した試験がないので、標準治療にはなっていません。定位照射は5～10回程度、通常の照射では25～30回くらいです。

膵臓《すいぞう》も手術が基本です。しかし、とても治りにくいがんで、手術ができたとしても治る率は低いままです。手術ができない場合には抗がん剤を使用します。放射線治療は手術ができないくらい進行してはいるけれど転移がない場合に、抗がん剤と同時併用で治療をおこないます。この治療で手術ができるようになれば手術をするという作戦もあります。

X線では病気の周辺のみに25～28回程度の治療をおこないます。粒子線治療をおこなっている人たちは、粒子線治療が良いとおっしゃいますが、比較したデータがないので良いかどうかはわかりません。病気が最も多い膵頭部では、すぐ近くに十二指腸とよばれる腸があるので、劇的に治療成績が良くなるとは思えません。データを見るときに注意しないといけないのは、このような新しい治療成績は、とても条件の良い人たちのみを対象としていることが多いのです。私たちはチャンピオンデータとよびます。チャンピオンデータと普通の治療とでは、差があるのは当然です。

胆嚢《たんのう》がんは基本的に手術です。もちろん、必要に応じては症状をとる治療や、進行を遅らせる日的で放射線治療をおこないます。

放射線治療時の注意する点

肝臓の定位照射では、注意事項はほとんどありません。

肝の通常の照射や、膵の照射では胃、十二指腸、小腸、大腸などに放射線が照射されます。また同時に抗がん剤を使用することも多いので、その影響もあって吐き気がでることがあります。日頃から食べ慣れた食事をなさってください。極端に辛いもの、極端に消化の悪い物を大量に食べないようにお願いします。強力な吐き気止めがありますので、そのようなときは、遠慮しないで放射線治療担当の医師に相談してください。

抗がん剤の影響で血液の細胞が減ることがあります。白血球が減るとばい菌にかかりやすくなります。人混みに出ないなどの注意が必要です。白血球を増やす注射もありますので、抗がん剤担当の医師と相談してください。血小板が減りすぎると血小板を輸血する必要があります。貧血が進むと、動悸がひどくなったりします。顔色も悪くなります。ひどいときには輸血が必要になることもあります。放射線治療のみでは血液の細胞が減ることはほとんどありません。

放射線治療をおこなっているときの副作用

照射中に注意する点でも書きましたが、吐き気や気分不良などが起こることもあります。つわりのようだとおっしゃる方もいらっしゃいます。最近は、よい吐き気止めが使用できますので、医師に相談してみてください。お腹がゴロゴロしたり下痢になったりすることがあります。軽い場合は整腸剤などで様子を見ますが、ひどい場合には下痢止めを飲んでいただかないと駄目なこともあります。

また、抗がん剤との併用では、白血球、血小板が減ることがあります。普通は治療が必要になるほどは減りません。白血球が極端に減る（1000個／μL以下）とばい菌にかかりやすくなりますので、人混みは避けたほうがよいと思います。白血球を増やす注射がありますので、担当の医師が対応してくれるはずです。血小板が減ると出血が起きます。30000～50000個／μL以下では輸血などの処置が必要です。

放射線治療後6か月から数年たってからの副作用

総線量が少ないので、時間が経過してから起こる副作用はほとんどありません。胃とか腸の粘膜が弱くなることがありますので、胃腸薬を服用する必要があるかもしれません。そのような場合は担当の医師と相談してみてください。

高線量の治療をおこなった場合には胃腸の潰瘍の可能性があります。

肛門《こうもん》と直腸《ちょくちょう》のがん

この部位の放射線治療は以下の場合が考えられます。

1 肛門がんの治癒を目指す放射線療法と抗がん剤の同時治療
2 直腸がんで肛門を残す手術をめざしたり、治癒率を上げるためにおこなう術前照射
3 再発や転移の治療

肛門がんの治癒をめざす放射線療法と抗がん剤の同時治療

肛門がんは手術をすると肛門がなくなってしまいます。原則は抗がん剤を同時におこなう放射線治療です。会陰部《えいんぶ》（股《また》のところ）に放射線が当たるので、少しつらい治療ですが、治る確率は70〜80％と高いので、頑張りましょう。病気が残るようなら、

その時点で手術を考えます。放射線治療の回数は抗がん剤との併用では25〜30回くらいです。抗がん剤を使用しないときは35回くらいまでおこなうこともあります。

直腸がんで肛門を残す手術をめざしたり、治癒率を上げるためにおこなう術前照射

直腸がんの治療は、手術が基本です。しかし、肛門がなくなってしまって人工肛門をつくらないといけない場合もあります。このような場合に、手術の前に抗がん剤と併用して放射線治療をおこなうと、人工肛門をつくらないですむことがあります。また、欧米では骨盤のリンパ節へ術前の放射線治療をおこなうことで治る確率が上がるというデータがあるため、術前照射が基本です。日本では外科医が骨盤リンパ節を切除することが多いので、必ずしも術前照射がおこなわれてはいません。25〜28回程度です。

再発や転移の治療

直腸がんは手術後、仙骨《せんこつ》（尾（てい）骨の頭側の骨）の前に再発することがあります。この部分に再発すると、お尻がかなり痛くなります。このような場合に、痛みを抑えることと、病気が大きくなることを遅らせる目的で短期間の放射線治療をおこなうことがあります。最近は、よい抗がん剤があるのでそちらを優先することもあります。

放射線治療時の注意する点

骨盤を照射しますのでどうしても小腸や大腸に放射線が当たってしまいます。下痢や、なんとなく吐き気がしたりすることもあるので、このときは食事に注意しましょう。日頃から食べ慣れた食事をなさってください。極端に辛いもの、極端に消化の悪い物を大量に食べないようにお願いします。下痢になるとお尻が痛くなったりしますので、可能ならシャワー付きのトイレを治療開始時から使用してください。膀胱炎《ぼうこうえん》の症状（排尿時の痛みや尿の回数の増加など）がでることもあるので、なるべくお小水が出るように、水分は多めにとっていただくほうがよいと思います。飲酒は副作用が強くでる可能性がありますので、なるべく避けたほうがよいと思います。もちろん禁煙はお願いします。

吐き気がある場合には強力な吐き気止めを使うことができますので、放射線治療の医師に相談してみてください。ガードルなどのきつい下着は避けるようにしてください。

肛門がんでは会陰部（股のところ）に当たってしまいます。かなり強い皮膚炎ができたり、女性ではお小水をするときに痛かったりします。強くこすったりしないようにしてください。もし、皮がむけるようなら、温いシャワーにしていただくとよいと思います。痛いと管理がおろそかになりやすいのですが、清潔にすることが大事です。必要によって医師、看護師から処置をしてもらいましょう。

放射線治療をおこなっているときの副作用

照射した部分の皮膚がいわゆる放射線皮膚炎になり、日焼けのような症状になることがあります。前にも書きましたが、特に肛門がんの治療時には強くでます。かゆみや痛みがひどいときには薬を塗るなどの治療をする必要がありますので、医師に相談してください。気持ちが良ければ冷やしていただいても結構ですが、直接冷やすと凍傷になってしまうことがありますので、タオルなどにくるんで冷やしてください。ただし、放射線治療の前には冷やさないでください。

お腹がゴロゴロしたり下痢になったりすることがあります。軽い場合は整腸剤などで様子をみますが、ひどい場合には下痢止めを飲んでいただかないと駄目なこともあります。

また、吐き気や気分不良などが起こることもあります。つわりのようだとおっしゃる方もいらっしゃいます。最近は、よい吐き気止めが使用できますので、医師に相談してみてください。

放射線によって膀胱炎のようになることがあります。排尿時の痛み、お小水の回数が増えるなどが症状です。なるべく水分をとって、膀胱をお小水で洗うようにしてください。肛門がんではお小水の出口の部分に放射線が当たるとかなり痛みがでます。痛み止めや、出口の部分に薬を使用したりする必要がありますので医師か看護師に相談してみましょう。

放射線治療後6か月から数年たってからの副作用

放射線の量が他の部位に比べると少ないので時間が経過してからの副作用は多くあ

りません。手術との併用では、下腹部や下肢のむくみがでることもあります。手術単独でも起こるのですが、放射線治療を追加するとでやすいようです。

まれに直腸からの出血がおこることがあります。

おもな放射線治療成績

肛門がんでは5年局所制御率70〜85%、生存率は65〜80%です。

膀胱《ぼうこう》と尿管《にょうかん》のがん

どちらもお小水《しょうすい》に関係する臓器です。お腹の少し上側から真ん中くらいに左右一対腎臓《じんぞう》があります。ここで作られたお小水は尿管を通って下腹部にある膀胱に送られます。膀胱は袋のような臓器で、お小水が貯まると膨らみます。ある程度貯まると、お小水をしたくなって、排尿することになります。どちらも尿路上皮《にょうろじょうひ》とよばれる細胞が内側を覆《おお》っていますので、同じようながんができます。主な症状は血尿《けつにょう》です。

膀胱がんでは表面に留まっているようなら、内視鏡でとることができます。いやな点は、一度できると、何回もできることです。膀胱の筋肉まで進むと、膀胱を手術でとり除くことになります。尿管は管状で長い臓器です。ここも一度できると、あちこちできるので、原則は手術で尿管をすべてとり除くことです。

放射線治療は以下のような場合におこなわれます。

1 筋肉まで進んだがんで、膀胱を残したい場合
2 ご高齢などで手術困難な場合
3 手術と併用して、治療効果を高める場合
4 再発、転移など

筋肉まで進んだがんで、膀胱を残したい場合

病気があまり進んでいない場合には、膀胱を残す治療がおこなわれます。内視鏡で膀胱の内側から可能な限り病気をとり除き、放射線治療と抗がん剤の治療を追加します。この場合、膀胱ばかりでなく骨盤のリンパ節も治療します。1回 2グレイ程度で30～35回程度が標準治療です。最初の25回くらいは骨盤のリンパ節も含め、その後膀胱へ縮小して照射します。70％くらいの人では膀胱が残せると言われています。最近、短期法で2・75グレイ 20回の治療が欧米ではおこなわれています。

ご高齢などで手術困難な場合

基本的には、前述1と同じですが、患者さんの体力を考慮して、放射線を当てる範囲を狭める、放射線の量を少し減らす、抗がん剤の併用をはぶくなどして治療します。

手術と併用して、治療効果を高める場合

尿管がんでは、周囲へ病気が行きやすいので、手術時に病気が残る可能性がありますす。このような場合に術後照射をおこなうことがあります。

放射線治療をおこなっているときの副作用

放射線によって膀胱炎なります。排尿時の痛み、お小水の回数が増えるなどが症状です。なるべく水分をとって、膀胱をお小水で洗うようにしてください。、
お腹がゴロゴロしたり下痢になったりすることがあります。軽い場合は整腸剤など

で様子をみますが、ひどい場合には下痢止めを飲んでいただかないと駄目なこともあります。

また、吐き気や気分不良などが起こることもあります。つわりのようだとおっしゃる方もいらっしゃいます。最近は、よい吐き気止めが使用できますので、医師に相談してみてください。

放射線治療後6か月から数年たってからの副作用

膀胱が縮小してお小水の回数が増え、まれには血尿が出ることもあります。このような場合は泌尿器科に相談してください。

下腹部や下肢のむくみがでることもあります。放射線治療のみで起こることはほとんどありませんが、手術と併用するとむくむことがあります。夜お休みなるときは、足の下に座布団などを敷いて、足先を少し高めましょう。マッサージをされるときは、足先から腿《もも》へ優しく皮膚をなでるようにしてください。

おもな放射線治療成績

膀胱温存を目的とした治療では5年生存率50～70%です。

子宮《しきゅう》がん

女性の子宮は入り口部分の頸部《けいぶ》と奥の体部《たいぶ》とに分けることができます。どちらにもがんができますが、頸部では扁平上皮《へんぺいじょうひ》がんとよばれるタイプが、体部では腺《せん》がんとよばれるタイプが多いです。この両者は名前が違うばかりではなく、病気の性質も異なっています。

体がんはどちらかというと手術が治療の基本です。放射線治療をおこなう場合も、手術と組み合わせて術後におこなわれることが多いです。一方、頸がんは病期が早い場合以外は放射線治療が主体になることが多いです。表6は子宮頸癌治療ガイドラインおよび米国のNCCNというガイドラインの推奨をわかりやすく表にしたものです。ⅠB1期以上は手術でも放射線治療でもどちらでもよく、ⅡB期以上は放射線治療が優先されています。ちなみに筆者の病院ではⅡA2期、ⅡB期はいずれも放射線治療と抗がん剤の同時併用が標準です。

表6　子宮頸がんの推奨治療方法

病期	推奨治療方法	
	子宮頸癌治療ガイドライン（日本）	NCCN（米国）
IA1	手術	手術
IA2	手術	手術
IB1 IIA1	手術または 放射線治療	手術または 放射線治療
IB2	手術または 放射線治療＋抗がん剤	手術または 放射線治療＋抗がん剤
IIA2	手術または 放射線治療＋抗がん剤	放射線治療＋抗がん剤 または手術
IIB	手術または 放射線治療＋抗がん剤	放射線治療＋抗がん剤
III、IVA	放射線治療＋抗がん剤	放射線治療＋抗がん剤
IVB	放射線治療＋抗がん剤	放射線治療＋抗がん剤

　子宮頸《しきゅうけい》がんで放射線治療が優先される理由は、ＲＡＬＳ（図20（71ページ）を使用した腔内照射（「こうないしょうしゃ」が正式の読み方ですが、病院ではなぜか「くうないしょうしゃ」と言います）が可能だからです。子宮と腟《ちつ》に管を置いて、その中から放射線を照射できるので、病気の部分のみに大線量の放射線が照射できます。近くの大事な腸や膀胱などの線量はあまり高くならないので、安全に治療ができます。1週間に1回、全部で4～5回くらいの治療を、体外照射と組み合わせておこないます。体外照射が28～33回

くらいですが、後半に腟内照射を併用します。

最近では、腟内照射と同時に、病気の部分にも直接管を挿《さ》し込む組織内治療もおこなわれることがあります。また、欧米の研究で抗がん剤を同時に使用したほうが治る率が高いことがわかりましたので、通常は抗がん剤も併用します。日本人に当てはまるかどうかはわかりませんが、医療ではいちばん確からしい治療が標準ですので、抗がん剤の同時併用が推奨されています。腟内照射は管を子宮に入れるときにちょっと痛いのが問題点です。最近は痛み止めをしっかりすることと、管がとても細くなったので、以前ほどは痛くありません。

子宮頸がんの放射線治療は、次の場合が考えられます。

1　放射線治療あるいは放射線治療と抗がん剤の同時併用でがんを治癒させる
2　手術との併用でがんを治癒させる
3　再発の治療ではあるが、もう一度治癒を目的とする
4　再発、転移の治療で症状を改善する

放射線治療あるいは放射線治療と抗がん剤の同時併用でがんを治癒させる

先にも書きましたが、体の外から治療する（体）外照射と腔内照射を組み合わせておこないます。病気の状態によってはどちらかのみの場合もあります。外照射は抗がん剤との同時併用もおこないます。早期の場合は、抗がん剤が不要のこともあります。

手術との併用でがんを治癒させる

手術をした結果、思ったより病気が進んでいた場合に放射線治療を術後照射として追加します。抗がん剤を同時併用することもあります。放射線治療の回数は、目に見える病気が残っていなければ25〜28回くらい、目に見える病気が残っている場合には30〜33回くらいです。場合によっては腔内照射の機械（ＲＡＬＳ）を用いて、病気のところに管を差し込んで治療する組織内照射を併用することもあります。

再発の治療ではあるが、もう一度治癒を目的とする

術後や放射線治療後に再発や転移が起こることがあります。数が少ない場合などではもう一度病気を治しにいくことが可能な場合があります。外照射30～35回くらいでおこなうことが多いです。必要により抗がん剤を同時に併用することもあります。外から管が刺せる場所に病気がある場合には、ＲＡＬＳを用いて組織内照射をすることもあります。

子宮頸がんの原因の多くはパピローマウイルスとよばれるウイルスであることがわかっています。このウイルスはセックスを通じて、男性から女性に、女性から男性にうつります。私が医学部の学生のとき、子宮頸がんは、初めてセックスをした年齢が若いほど、セックスの相手が多いほど、この病気になる可能性が高いと教わりました。その頃はまだ、子宮頸がんの原因が、パピローマウイルスだとはわかっていませんでした。感染してからがんになるまでには時間がかかりますから、当然早く感染するほど若い女性でもがんになるチャンスが多くなります。また相手が多いほど、このウイ

ルスを持っている人に当たる可能性が高くなるので、がんになる危険も高くなるのは当然です。原因がウイルスということは予防することができるということです。このウイルスに対するワクチンが外国では使用されています。女性がセックスをする年齢になる前に接種することで、極めて高い予防効果が示されています。

日本でも一時期このワクチンが中学生の女子を対象に使用されたのですが、日本にしか起きない不思議な副作用を訴える人があり、現在は全員を対象とする接種は中止されています。しかし、日本人にしか起きない副作用は考え難いと思います。ワクチン接種に反対される人もいらっしゃいますが、将来、子宮頸がんで多くの方が苦しまれることを考えれば早くワクチンの接種を普及させるべきと思います。

放射線治療時の注意する点

骨盤を照射しますのでどうしても小腸や大腸に放射線が当たってしまいます。下痢や、なんとなく吐き気がしたりすることもあるので、このときは食事に注意しましょう。日頃から食べ慣れた食事をなさってください。極端に辛いもの、極端に消化の悪い物を大量に食べないようにお願いします。下痢になるとお尻が痛くなったりしますので、可能ならシャワー付きのトイレを治療開始時から使用してください。膀胱炎の症状がでることもあるので、なるべくお小水が出るように、水分は多めにとっていただくほうがよいと思います。飲酒は副作用が強くでる可能性がありますので、なるべく避けたほうがよいと思います。もちろん禁煙はお願いします。

吐き気がある場合には強力な吐き気止めを使うことができますので、放射線治療の医師に相談してみてください。ガードルなどのきつい下着は避けるようにしてください。

放射線治療をおこなっているときの副作用

照射した部分の皮膚がいわゆる放射線皮膚炎になり、日焼けのような症状になることがあります。今はいろいろな方向から放射線を照射するので、皮膚炎がひどくなることはほとんどありません。かゆみがひどいときには薬を塗るなどの治療をする必要がありますので、医師に相談してください。気持ちが良ければ冷やしていただいても結構ですが、直接冷やすと凍傷になってしまうことがありますので、タオルなどにくるんで冷やしてください。放射線治療の前には冷やさないでください。

照射中に注意する点でも書きましたが、お腹がゴロゴロしたり下痢になったりすることがあります。軽い場合は整腸剤などで様子をみますが、ひどい場合には下痢止めを飲んでいただかないと駄目なこともあります。

また、吐き気や気分不良などが起こることもあります。つわりのようだとおっしゃる方もいらっしゃいます。最近は、よい吐き気止めが使用できますので、医師に相談してみてください。

放射線によって膀胱炎のようになることがあります。排尿時の痛み、お小水の回数が増えるなどが症状です。なるべく水分をとって、膀胱をお小水で洗うようにしてください。通常の治療では起きませんが、病気が下のほうまであってお小水の出口の部分に放射線が当たるとかなり痛みがでます。痛み止めや、出口の部分にお薬を使用したりする必要がありますので医師か看護師に相談してみましょう。

抗がん剤との併用では、白血球、血小板が減ることがあります。普通は治療が必要になるほどは減りません。白血球が極端に減る（1000個／μL以下）とばい菌にかかりやすくなりますので、人混みは避けたほうがよいと思います。白血球を増やす注射がありますので、担当の医師が対応してくれるはずです。血小板が減ると出血が起きます。30000～50000個／μL以下では輸血などの処置が必要です。

放射線治療後6か月から数年たってからの副作用

一番いやな副作用は腸からの出血です。RALSで腟内照射をすると、直腸の放射線量が多くなる場合があります。6か月以降で腸の粘膜に血管が浮きでてきます。硬い便が通過することで、血管を傷つけて出血します。一度出血すると数日続きます。治療をせず様子をみてもよい場合がほとんどですが、出血が多すぎると貧血になってしまいます。内視鏡（大腸カメラ）で浮きでている血管を、レーザーを用いて焼灼《しょうしゃく》して治療します。高圧酸素療法といって、2気圧の部屋に1時間入る治療もあります。こちらは30～60回くらい必要です。同様に膀胱からも出血することがあります。こちらは膀胱を洗ったりして対応しますが、高圧酸素療法をおこなうこともあります。

高圧酸素療法は1人用のカプセルに入る装置と、数人で入る装置があります。後者なら、本を持ち込むこともできるようです。私の部下が、試しに自分で入ってきたことがありました。

術後照射では腸の狭窄《きょうさく》や癒着《ゆちゃく》、腸閉塞《ちょうへいそく》などが起こることがあります。実は、放射線治療をしなくても、手術だけで癒着が起きます。術後に放射線治療をすると、癒着の程度が強くなるようです。

同様に術後照射では下腹部や下肢《かし》のむくみがでることもあります。手術単独でも起こるのですが、放射線治療を追加するとでやすいようです。以前は強く圧迫するマッサージをしたのですが、最近は優しく表面を足のほうからなでるようにマッサージするのがよいとされているようです。病院によってはむくみの専門家が配置されている場合もありますので、相談してみるのもよいでしょう。むくみがあるときは、足にけがなどをしてばい菌が入ると悪循環になります。

おもな放射線治療成績

子宮頸がんの主な治療成績ですが5年生存率Ⅰ期80～90％、Ⅱ期60～80％、Ⅲ期40～60％、Ⅳ期10～40％ですが、化学療法の併用で10％くらい改善すると言われています。

卵巣《らんそう》がん

卵巣がんの初期治療は抗がん剤と手術です。放射線治療は再発した場合などで抗がん剤と併用で威力を発します。

注意事項、副作用などは子宮頸がんとほぼ同じです。

女性の外陰部《がいいんぶ》のがん

この部分のがんは、手術すると大変なことになるので、可能なら放射線治療と抗がん剤で治癒をめざします。肛門のがんとよく似て比較的よく治ります。問題点は、患者さんが少ないのでどこの施設でも経験があまりないことです。骨盤部のリンパ節領域と病気の部分に放射線を当てます。70〜80％で治癒が期待できます。

場所がとてもデリケートな部分なので、皮膚炎や膀胱炎が起こりやすい点が問題です。

放射線治療時の注意する点

骨盤を照射しますのでどうしても小腸や大腸に放射線が当たってしまいます。下痢や、なんとなく吐き気がしたりすることもあるので、このときは食事に注意しましょう。日頃から食べ慣れた食事をなさってください。極端に辛いもの、極端に消化の悪い物を大量に食べないようにお願いします。下痢になるとお尻が痛くなったりしますので、可能ならシャワー付きのトイレを治療開始時から使用してください。膀胱炎の症状がでることもあるので、なるべくお小水がでるように、水分は多めにとっていただくほうがよいと思います。飲酒は副作用が強くでる可能性がありますので、なるべく避けたほうがよいと思います。もちろん禁煙はお願いします。

吐き気がある場合には強力な吐き気止めを使うことができますので、放射線治療の医師に相談してみてください。ガードルなどのきつい下着は避けるようにしてください。

放射線治療をおこなっているときの副作用

照射した部分（ちょうど股《また》の部分）の皮膚がいわゆる放射線皮膚炎になり、日焼けのような症状になることが多いです。かゆみや痛みがひどいときには薬を塗るなどの治療をする必要がありますので、医師に相談してください。気持ちが良ければ冷やしていただいても結構ですが、直接冷やすと凍傷になってしまうことがありますので、

タオルなどにくるんで冷やしてください。ただし、放射線治療の前には冷やさないでください

放射線によって膀胱炎のようになることがあります。排尿時の痛み、お小水の回数が増えるなどが症状です。なるべく水分をとって、膀胱をお小水で洗うようにしてください。、小水の出口の部分にかなり痛みがでます。痛み止めや、出口の部分にお薬を使用したりする必要がありますので医師か看護師に相談してみましょう。皮膚炎と排尿時の痛みは結構つらいと思います。治療が終われば、元々の病気も副作用の痛みも治ります。頑張りましょう。

お腹がゴロゴロしたり下痢になったりすることがあります。軽い場合は整腸剤などで様子をみますが、ひどい場合には下痢止めを飲んでいただかないと駄目なこともあります。

また、吐き気や気分不良などが起こることもあります。つわりのようだとおっしゃる方もいらっしゃいます。最近は、よい吐き気止めが使用できますので、医師に相談してみてください。

放射線治療後6か月から数年たってからの副作用

放射線の量が他の部位に比べると少ないので時間が経過してからの副作用は多くありません。手術との併用では、下腹部、外陰部、下肢にむくみがでることもあります。最初からリンパ節が腫れていなければ、あまりひどいことにはならないと思います。

皮膚《ひふ》がん

　皮膚がんは白人にはとても多いがんですが、日本人ではそれほど多くはありません。主なものとして、いわゆるがんと悪性黒色腫《あくせいこくしょくしゅ》、それ以外の特殊なものがあります。いずれも手術することが多いのですが、がんの場合には手術に代わって2グレイ30〜35回程度の治療で治癒を目指すことがあります。とくに、顔などでは手術で大きく形が崩れてしまうことが危惧《きぐ》されるときなどに放射線治療が用いられます。また、手術時に十分余裕をもって切除できなかった場合などで25〜30回 50から60グレイの術後照射をおこないます。15回程度の短期法でおこなうこともあります。病変が皮膚および皮膚直下のため電子線を使用することも多く、X線を使用する場合には皮膚の線量を増加させる工夫をします。具体的には皮膚の上にボーラスと呼ばれるゼリーのようなものやそれに代わるものを載せて治療することが多いです。悪性黒色腫は、放射線抵抗性の病気のため手術が基本です。

皮膚がんは手術後の局所やリンパ節に再発することがあります。病変が限られている場合には再度治癒を目指す治療をおこないます。

放射線治療時の注意する点

皮膚をねらった治療をしますので、かなり強い皮膚炎が出ます。強くこすったりしないようにしてください。もし、皮がむけるようなら、シャワーにしていただくとよいと思います。痛いと管理がおろそかになりやすいのですが、清潔にすることが大事です。医師、看護師から処置をしてもらいましょう。ご自身でばんそうこう、ガーゼなどは貼らないでください。皮膚にくっついて、はがすときに皮膚まではがれてしまいます。気持ちが良ければ冷やしていただいても結構ですが、直接冷やすと凍傷になったしまうことがありますので、タオルなどにくるんで冷やしてください。ただし、放射線治療の前には冷やさないでください。

放射線治療をおこなっているときの副作用

照射した部分の皮膚がいわゆる放射線皮膚炎になった日焼けのような症状になります。かゆみや痛みがひどいときには薬を塗るなどの治療をする必要がありますので、医師に相談してください。

放射線治療後６か月から数年たってからの副作用

部位によって副作用が変わりますが、照射部位が皮膚直下までですので大きなものはありません。皮膚に色がついたり、乾燥、毛細血管が浮き出たりすることがあります。

骨《ほね》や筋肉《きんにく》などのがん

この部位のがんは肉腫《にくしゅ》とよばれます。骨肉腫、軟骨肉腫、横紋筋肉腫《おうもんきんにくしゅ》、平滑筋肉種《へいかつきんにくしゅ》などの名前がついています。担当は整形外科です。整形外科と美容外科とは全く違う科です。肉腫と呼ばれる腫瘍《しゅよう》は、一般に放射線治療が効きにくい性質があります。放射線治療単独でおこなうときは、通常のX線よりは陽子線や炭素線（重粒子線）治療のほうが有効です。

一般に手術と組み合わせて治療をおこないます。病気が広がりやすいので、手術だけで完全に治すためには、広い範囲を切除しなくてはなりません。手や足が無くなったり、動かなくなったりします。このため、手術で安全にとれるかぎり摘出《てきしゅつ》し、病気が行く可能性のある範囲に放射線を術後照射としておこないます。施設によっては手術の最中に放射線を照射することもあります。以前は盛んにおこなわれましたが、煩雑《はんざつ》なためおこなうことができる施設が少なく、術後照射が多くなっています。ただ、通常の放射線が効きにくいため、30回以上は照射しなくてはならないことが多く、皮膚に副作用が起きやすくなります。

放射線治療時の注意する点

照射する部位にもよります。腹部や胸部が照射される場合にはそれぞれの解説を参考にしてください。

多いのは放射線による皮膚炎です。皮膚のすぐ下を狙って照射することも多いので、どうしても皮膚の放射線量が多くなってしまいます。入浴はかまいませんが、入浴剤、温泉、熱いお風呂やサウナなどは、放射線治療中や皮膚炎がある間は避けてください。照射しているところは皮膚炎が起きやすいところです。こすらずに手のひらでやさしく洗ってください。もし、皮膚がむけて、ジュクジュクするようであれば、その部分は、お風呂につからないようにしてください。ジュクジュクして皮膚がむけている部分は、シャワーなどで流す程度にしてください。かゆみがある場合でもかきむしらないでください。かゆいときには、かかずに軽くたたくようにしましょう。皮膚が赤くなる、ひりひりするなどの場合は日焼けと同様に冷やすとよい場合もあります。冷やして気持ちがよければ冷やしていただいて結構です。この場合も直接は冷やさず、タオルなどで包んで衣服の上から冷やしてください。ただし、放射線治療の前には冷やさないでください。診察時に必要に応じて炎症を抑えるクリームや軟膏などを処方してもらいましょう。湿布薬、ばんそうこう、熱取りシートなどは放射線が当たっている部分には貼らないでください。はがすときに皮膚を傷つけます。

日常生活は普通で結構ですが、照射されている部分の日焼け、照射した手足に傷がつくようなことは避けたほうがよいと思います。

放射線治療をおこなっているときの副作用

照射した部分の皮膚が放射線皮膚炎になり、ちょうど日焼けのような症状になることがあります。かゆみや痛みがひどいときには薬を塗るなどの治療をする必要がありますので、医師に相談してください。

放射線治療後6か月から数年たってからの副作用

照射した腕や腿《もも》の皮膚が黒っぽくなり、テカテカする感じになることがあります。同時のその部分の腕や腿が細くなり、それより先の手や足側がむくむ場合もあります。そのような部位は傷つけないように注意してください。傷がつくとばい菌が入りやすくなります。

骨転移《こってんい》

がんは骨に飛んで、そこで新たに大きくなることがしばしばあります。強い痛みが出たり、骨が折れて動けなくなったりします。

特にいやなのは背骨に転移が起こると、背骨の中を通る脊髄《せきずい》という太い神経を圧迫することです。ある日、突然下半身の麻痺《まひ》が起こって、歩けなくなってしまいます。このような場合には、一刻の猶予《ゆうよ》もなく治療開始が必要です。がんがある人で、背中の痛みを感じている場合などで見られます。医師は単なる腰痛《ようつう》だろうとあまり対応してくれないこともあります。ところがある朝、目を覚ますと腰が抜けてしまって歩けなくなります。下半身の感覚もなくなり、お小水や排便もできなくなります。患者さんは「じきに治るだろう」としばらく寝ていらっしゃって、それでも治らないために救急車で受診されるというパターンが多いようです。

この場合、可能なら手術をして圧迫をとってやることが大事です。手術ができない場合には、放射線治療をすぐに開始しなくてはなりません。時間がたつと麻痺が回復しなくなります。何日も家で寝てから受診されると、回復する可能性がどんどん下がってしまいます。

骨転移の治療方法としては、

1 元々のがんと同じ抗がん剤などによる全身治療
2 手術
3 放射線治療
4 骨を強くする薬の点滴
5 痛み止め

があげられます。普通は、これらを組み合わせた治療をおこないます。

元々のがんと同じ抗がん剤などによる全身治療

前立腺がんは骨に転移しやすい病気です。転移で見つかることも多く、そのよう場合には、ホルモン治療などがとてもよく効きます。ただし、前立腺がんからの転移で脊髄に圧迫がある場合は、ホルモン療法をおこなうと一時的に悪化することもあるので注意が必要です。でも、ホルモン療法で何年も病気を押さえ込むことができます。同様に、他のがんでも、骨の転移で発見される場合には、それぞれ元のがんにおこなう全身治療が有効な場合があります。2「手術」以下の治療と併用することもできます。全身治療中に新しく転移が起こった場合は、あまり有効ではないので、速《すみ》やかに2以下の治療をおこないましょう。

手術

脊髄の圧迫があるときは、速やかに手術をして圧迫をとってやる必要があります。ただ、病気が広がっていたり、お体が手術に耐えられないような場合では、手術を諦《あきら》めなくてはなりません。手足が骨折してしまった、あるいは骨折しそうな場合は手術を考えましょう。骨折してからの手術より、骨折する前のほうが、簡単かつ安全に手術できるようです。折れそうな場合は、必ず手術をしてから放射線治療をするようにと米国の教科書には書いてあります。整形外科の先生方はあまり骨転移の診療をされないので、このことをご存じない医師もいらっしゃいます。

放射線治療

　骨転移の治療の主体は放射線治療です。1〜20回くらいの治療をおこないます。痛みは70%くらいで軽くなり、30%くらいの人ではなくなると言われています。放射線治療は痛みがとれるばかりでなく、病気の進行を止めることができます。うまくいくと、壊れた骨の部分にカルシウムがついて再石灰化《さいせっかいか》することも見られます。再石灰化しても骨の強度は戻らないという意見もあることはありますが、壊れたままよりは安心だと思います。図33右は骨転移によって骨が壊されています（矢印）。図33左は放射線治療および骨を強くする薬を開始1年後です。細い矢印で示した病気は放射線治療後で再石灰化が起こっています。放射線量が少ないので、再照射することもできます。一方、太い矢印は放射線治療をおこなっていないので、骨が壊れたままです。

　最近の新しい考え方としてオリゴ転移があります。これは、転移があっても1〜3個程度なら、転移を治療することで病気を治癒できるのではないかということで、大線量をピンポイントで照射する方法です。まだ研究段階なので、医師に提案されたら

図33

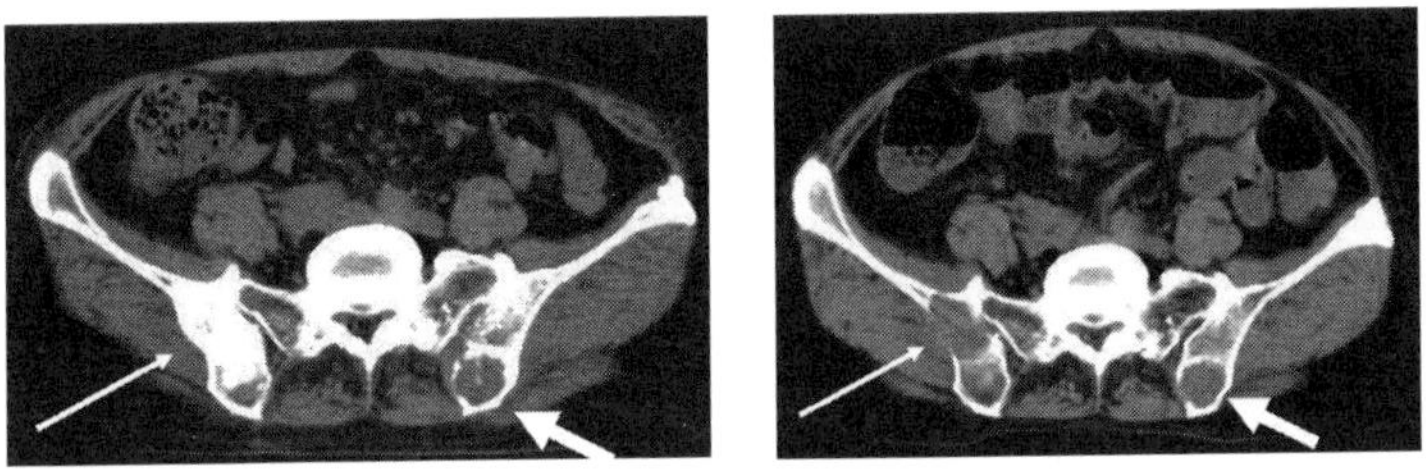

話をよく聞いてどうするかお決めください。

骨を強くする薬の点滴

私たちの骨は、じっとしているわけではありません。常に、骨を壊す細胞と骨を作る細胞がそれぞれ働いていて、骨を壊しては作っています。このバランスを上手にとりながら、骨が正常に保たれています。骨に転移が起こると、骨を壊す細胞が刺激されて、骨をドンドン壊してしまいます。最近、この骨を壊す細胞の作用を抑える薬が開発されています。点滴薬と皮下注射薬です。どちらも1か月に1回程度の注射ですみます。この薬で壊れた骨の再石灰化もしばしば経験しますし、骨への転移そのものも予防できると言われています。図33左の太い矢印で示した病気も図33右に比べると周りに石灰が少し着いてきた印象です。

この薬の問題点は、むし歯があると顎骨壊死を起こすことがあることです。この薬での治療前にむし歯の治療が必要です。

痛み止め

麻薬を中心とした痛み止めをたくさん使うべきだとの情報が米国からもたらされています。今の麻薬は中毒になりにくいので、あまり心配はいりません。痛みを我慢する必要はないので、痛み止めを使いましょう。普通の痛み止めをたくさん使うより、麻薬のほうが安全です。副作用は便秘、眠気と吐き気です。吐き気は1週間くらいで治まります。便秘は便秘薬が必要です。

日本では、まだ使用量が多くないので問題ありませんが、米国では弊害も出ているようです。

放射線治療時の注意する点

照射する部位にもよりますが、放射線の量がもともと少ないのであまり心配はいりません。背骨を広い範囲で照射すると、吐き気や下痢が起こることがあります。日頃から食べ慣れた食事をなさってください。極端に辛いもの、極端に消化の悪い物を大量に食べないようにお願いします。強力な吐き気止めがありますので、吐き気があるときは、遠慮しないで放射線治療担当の医師に相談してください。

放射線治療をおこなっているときの副作用

照射する部位によって副作用は変わりますが、放射線の量が少ないのでいずれも症状は軽いと思います。のどや食道が照射されれば、のどの痛みや、飲み込みにくさが1〜2週間続くと思います。腹部では胸焼け、吐き気、下痢などですが、これも軽いと思います。手足では軽い皮膚炎程度ではないかと思います。いずれにしてもあまりひどい副作用は起きません。

放射線治療後6か月から数年たってからの副作用

放射線の量が少ないので、照射時の副作用がなくなれば、それ以後の心配はほとんどありません。

主な治療成績

骨転移の疼痛は60〜70%で軽くなり、25〜30%では完全になくなると報告されています。

脊椎圧迫症状は病気の種類によって改善率が大きく変わります。血液系、小細胞肺がん、乳がん、前立腺がんなどの転移では比較的改善率が高いことがわかっています。一般には20〜60%で改善すると言われています。治りにくいがんでも、肺腺がんの患者さんでほとんど歩けなかった方が、放射線治療とリハビリテーションで歩けるまで改善された経験があります。

悪性《あくせい》リンパ腫《しゅ》

体の免疫《めんえき》を担当しているリンパ細胞ががん化した病気です。リンパ組織は体のどの部分にもありますので、体が1つの臓器のようなものです。このため手術では基本的に治すことができません。手術は、どんな細胞かを確かめる目的と、至急症状をとる必要がある場合に限られます。リンパ細胞はいろいろと種類があるので、悪性リンパ腫もたくさんの種類があります。体中に広がってしまうとても質《たち》の悪いものから、できた臓器に長く留まるほとんど良性腫瘍のような病気まであります。また、できる場所によっても特徴があります。

全身の病気なので、治療の主体は抗がん剤による治療です。ほとんどのがんは抗がん剤では治すことができませんが、悪性リンパ腫は治癒させることができる病気です。抗がん剤が有効ということは、放射線治療にもすごくよく反応します。

放射線治療は以下のような場合に用いられます

1 MALT（モルト、マルト）タイプリンパ腫で放射線治療のみで治癒をめざす
2 ろ胞性《ほうせい》リンパ腫で放射線治療のみで治癒をめざす
3 化学療法と併用して治癒をめざす
4 病気をなくして、症状を改善する

MALT（モルト、マルト）タイプリンパ腫で放射線治療のみで治癒をめざす

このタイプのリンパ腫は、以前は炎症ではないかと考えられていました。しかし、よく調べるとがんの性質があることがわかり、リンパ腫に分類されています。胃、目の結膜など、甲状腺《こうじょうせん》などに多いですが、どの臓器にもでることがあります。慢性の炎症のあるところにでることがわかっていて、胃ではピロリ菌が原因であることがほとんどです。ピロリ菌を除菌すると、不思議なことにリンパ腫がなくなるケースが80%くらいあります。除菌後2年くらい様子をみて、それでも治らないときに放射線治療をおこないます。ピロリ菌がいなくても除菌が有効なことがあります。

がんの一種ですが、別の部位へ飛ぶことがほとんどないので、通常は12~20回くら

いの放射線治療で簡単に治ります。最近では2回でもよいのではないかとの意見もあります。

目の場合、反対側に再発することがありますが、全身への再発とは考えず、局所の治療で治癒できます。

ろ胞性リンパ腫で放射線治療のみで治癒をめざす

このタイプのリンパ腫も放射線がとてもよく効きます。抗がん剤でもすぐ消えるのですが、抗がん剤ではいつか再発すると考えられています。ろ胞性リンパ腫が、放射線治療可能な範囲に留まっていると、放射線治療で治癒する可能性があります。副作用もあまりないので治療してみる価値があります。血液内科医はろ胞性リンパ腫は治らないという先入観があるので、症状がなければ放置する場合もあります。このような場合は、一度放射線治療の専門医に相談していただくのがよいと思います。

「病気をなくして、症状を改善する」場合と重なりますが、多発している場合は、症状をとる目的で小量の放射線治療をおこなうこともあります。2グレイ　2回の治療で多くの場合、病気がなくなってしまいます。再発した場合には何回もこの治療ができます。

化学療法と併用して治癒をめざす

全身どこにでもできるびまん性大細胞性リンパ腫、鼻に多いＮＫ（エヌケー）細胞リンパ腫、頸《くび》、胸、腋《わき》に多いホジキンリンパ腫は、抗がん剤の治療と放射線治療を組み合わせます。びまん性大細胞性リンパ腫は抗がん剤のみで治療する場合も多いです。ＮＫ細胞リンパ腫は抗がん剤の効果が弱いので、放射線治療はしっかりと25回以上必要ですが、それ以外では10～15回程度ですみます。

病気をなくして、症状を改善する

悪性リンパ腫は、抗がん剤で治療する病気ですが、ご高齢で抗がん剤が使用できないとか、抗がん剤が効かなくなったような場合に、症状をとる目的で放射線治療が極めて有効です。

１回の治療から20回程度の治療まで、病状や患者さんのご希望に合わせていろいろな方法があります。リンパ腫は一般に放射線治療にとてもよく反応しますので、ほぼ確実に効果が期待できます。つまり、病気が消えるか、消えなくても小さくなります。血液内科医は化学療法ができないと、どうせ治らないのだからホスピスや在宅医療に移ってくださいとおっしゃる場合があります。転院する前に、放射線治療をおこなっておくほうがよい場合もありますので、病気がひどくなる前に放射線治療の専門医に相談してもらってください。

放射線治療時の注意する点

悪性リンパ腫の治療時は、放射線の線量が少ないのであまり注意することはありません。ただ、鼻のNKリンパ腫の場合はがんと同じような線量や方法で放射線治療をしますので、鼻、口、のどの副作用が出ます。鼻、口、のどのがん（耳鼻咽喉科領域の病気）の解説を参考にしてください。胃を治療する場合は胃がんの注意事項を参考にしてください。

目の治療時には、涙が多くなったり少なくなったりします。症状があるときは点眼薬《てんがんやく》を処方してもらいましょう。

放射線治療をおこなっているときの副作用

鼻のＮＫリンパ腫の治療以外ではほとんどありません。

胃ではなんとなくムカムカすることがあります。この場合は、吐き気止めを処方してもらいましょう。目では、結膜炎などが起こることがありますので、その場合は眼科医を紹介してもらいましょう。症状が軽いので、放射線治療の専門医が点眼薬を処方してくれるかもしれません。

放射線治療後６か月から数年たってからの副作用

鼻のＮＫリンパ腫では鼻の乾きなどがあります。鼻、口、のどのがん（耳鼻咽喉科領域の病気）の解説を参考にしてください。

それ以外は、放射線の量が少ないので、時間がたってから起こる副作用はほとんどありません。ただし、30歳くらいまでに放射線治療を受けた場合、将来、別のがんが起こることがあります。特に胸部のホジキンリンパ腫や若い女性に多い縦隔型《じゅうかくがた》のリンパ腫では、乳房に放射線が当たってしまいます。そのため、乳がんになる危険性がありますので、医師と相談して、乳がんの検診を定期的におこなってってください。

白血病《はっけつびょう》

血液をつくっている細胞のがんです。この病気も抗がん剤や細胞に特別にでているタンパクを攻撃する薬を用いると治癒させることができます。ただ、他人の血液の元となる細胞を移植する治療が必要になることもあります。骨髄移植《こつずいいしょく》と言いますが、この場合に患者さんの免疫細胞を抑える目的と、白血病細胞を完全になくする目的で全身に放射線治療をおこないます。それ以外で症状を改善させる目的でおこなうこともあります。

まとめますと、

1　骨髄移植の術前準備

2　症状の改善

があげられます。

骨髄移植の術前準備

骨髄移植は、抗がん剤で白血病細胞を完全になくしてからおこないます。それでもどこかに病気の細胞が隠れていますので、再発する可能性があります。移植は兄弟から骨髄幹細胞《こつずいかんさいぼう》をもらう場合と、細胞の型が一致する全く血縁のない方からもらう場合があります。患者さんの免疫能《めんえきのう》が残っていると、せっかく移植した細胞をやっつけてしまいます。そのため全身に放射線治療をおこないます。移植の条件で2回程度から6回程度照射します。順天堂医院では朝と夕方にそれぞれ1回ずつおこなっています。

症状の改善

白血病細胞はリンパ腫の細胞と同様に放射線治療にとてもよく反応します。元々は血液のがんですが、まれに塊《かたまり》をつくって症状をだすことがあります。その場合に1〜10回程度の放射線治療で、塊をなくして症状をとることができます。

放射線治療時の注意する点

全身照射は文字どおり全身に放射線が照射されますので、つらい治療です。頑張りましょう。吐き気、嘔吐《おうと》が照射中に起こることもあります。無理にがまんしないで、早めに技師や医師に伝えましょう。照射後、耳の下や顎の下の唾液腺《だえきせん》（つばを作っているところ）が腫れて痛くなることがあります。自然に治りますが、無理にがまんする必要はありませんので、痛み止めをもらってください。

放射線治療をおこなっているときの副作用

全身照射では、照射中や照射後の吐き気や実際にもどすことなどがよくあります。強力な吐き気止めが点滴で入っているはずですので、あまり心配はないと思います。照射中に吐き気が出るようなら、合図して照射を休止することもできます。先にも書きましたが唾液腺炎が時にあります。かなり痛いので、早めに痛み止めを服用しましょう。多分、一晩だけですみます。

放射線治療後6か月から数年たってからの副作用

骨髄移植に伴う副作用が多いので、放射線治療によるものかどうかなかなかわかりません。肺炎、肝臓が悪くなるなどがあると言われています。

骨髄腫《こつずいしゅ》

免疫をつかさどる形質細胞《けいしつさいぼう》という血液系の細胞ががん化したものです。免疫に重要な役割をしめすガンマグロブリンをつくる細胞ですので、これががん化すると血液中のガンマグロブリンが増加してきます。主に骨に多発することが多く、多発性骨髄腫とよばれます。単発で骨や骨以外にできることもあり、形質細胞腫とよばれます。

基本的には薬剤で治療する病気ですが、形質細胞腫では25回～30回の放射線治療で治癒をめざすこともあります。多発性骨髄腫では、痛みや脊髄の圧迫症状などをとる目的で放射線治療を1～10回程度おこないます。

注意点や副作用は骨転移の治療とほぼ同じです。問題点は、他の血液系の病気と同様に放射線が効《き》きやすいことです。効果がすぐでるということで、放射線治療にとっては良いことなのですが、逆に急速に細胞が壊れてしまうために、死んだ細胞の成分が大量に血液中に排泄《はいせつ》されます。これが腎臓に引っかかって、腎臓の機能を急激に低下させることがあります。腫瘍溶解症候群《しゅようようかいしょうこうぐん》とよばれる病気です。

予防としては水分をたくさんとって、なるべく尿量を増やすなどがあります。予防的にお薬をお飲みいただくこともあります。大きな病気を治療する場合には放射線治療担当医に聞いてみてもよいと思います。

良性《りょうせい》の病気《びょうき》

以前はいろいろな病気で放射線治療がおこなわれていたようです。しかし、放射線治療はがんを引き起こす可能性があります。このため、最近は用いられることが少なくなりました。放射線治療をおこなう場合も20グレイ以下の少ない量を用います。主な病気としては、ケロイド、甲状腺眼症《こうじょうせんがんしょう》（バセドウ眼症、グレーブズ眼症）、甲状腺機能亢進症《こうじょうせんきのうこうしんしょう》（バセドウ病、グレーブズ病）などです。それ以外に、海綿状血管腫《かいめんじょうけっかんしゅ》、特殊なリンパ増殖性疾患などにも用いられることはありますが、おそらく国内で年間に数例ではないかと思います。

ケロイド

傷跡に赤黒くお肉が盛り上がってくる病気です。実際は線維芽細胞《せんいがさいぼう》とよばれる細胞が異常に増えてくる病気で、痛みやかゆみがでます。体質的にできやすい方がいらっしゃいます。女性の前胸部《ぜんきょうぶ》などにできやすいのですが、手術やけがの痕《あと》にもできます。最近多いのは耳たぶのピアスの穴にできるものです。薬の注射や圧迫などで対応しますが、なかなか難治性《なんちせい》です。手術で切除したくなりますが、術後に何もしないと再発しやすいことが知られています。

私が医師になった35年くらい前までは、放射線を2グレイ 15回くらい照射していました。だんだん高さも低くなり、色も薄くなってわからなくなりました。しかし、放射線による将来の発がんなどが心配されるようになって、最近では放射線治療のみでの治療はおこなわれなくなりました。通常は手術で切除後に術後照射をおこないます。順天堂病院では、形成外科医の希望により5グレイ 3回を手術当日から傷の周りにおこなっています。以前勤務していた関西の大学では4グレイ 4回をおこなっていました。

放射線の線量が少ないので、副作用はほとんどありません。まれに、うっすら色が着く程度です。

甲状腺機能亢進症（バセドウ病、グレーブス病）

バセドウ病は免疫による病気です。甲状腺を刺激する抗体が体の中にできて、この抗体の刺激により甲状腺が腫れて甲状腺ホルモンが大量に出続けます。体が痩《や》せていて、活動的になります。皮膚《ふ》がしっとりとしていて、暑がりになります。目が出てくることもよく知られています。

治療方法としては、抗甲状腺剤を内服してもらうことが日本では多いです。一方、米国では甲状腺がんの治療の10分の1くらいの量の放射性ヨウ素（ヨウ素131）を薬のカプセルに入れたものを内服してもらう治療が盛んです。内服は1回ですみますので安価です。日本でもようやく外来で治療ができるようなりました。

副作用としては甲状腺機能が逆に下がりすぎることがありますが、この場合は甲状腺ホルモン剤を内服していただきます。機能亢進症に対する抗甲状腺剤よりも、機能低下症に対する甲状腺ホルモン剤のほうが安全に使用できるようです。

甲状腺眼症（バセドウ眼症、グレーブズ眼症）

バセドウ病では眼が出てくることがよくあります。眼突《がんとつ》といいますが、眼突があると、物が二重に見えたり、目が乾いたりといろいろな症状がでてきます。これは、甲状腺を刺激する抗体が、同時に眼を動かす筋肉も攻撃して炎症が起こるためと考えられています。抗甲状腺剤で甲状腺機能が改善したころに出てくることもあります。また、甲状腺機能が正常にもかかわらず、眼だけが突出することもあります。

治療はステロイド剤の点滴が多いのですが、ステロイド剤のみではすぐに再発すると言われています。ステロイド剤の点滴と同時に2グレイ 10回程度の放射線治療を眼の後ろへおこないます。

放射線の量が少ないので副作用はほとんどありません。可能性のあるものとしては、眼の乾き（もともとの病気でも眼の乾きがあります）、皮膚の軽い着色、時間が経過してからの眼のレンズ（水晶体）の曇り（白内障《はくないしょう》）でしょうか。白内障は病気がなくても、年齢が上がればだれでもなる可能性があります。また、ステロイドでも白内障になる可能性があります。白内障は簡単な手術で治療可能です。

おわりに

放射線治療の外来においでになる患者さんが、放射線治療がどのようなものかわからずに不安な表情をされているのを長年拝見し、私たち、放射線治療の専門家に受診する前に、少しでも放射線治療のことを理解していただかなくてはと思ってきました。このために色々なパンフレットを作ってきましたし、学会でも入門書やパンフレットを作成していています。ただ、何か物足りない感じがあって、3年ほど前から少しずつ本書の原稿を書きためてきました。このため、コロナ流行以前のエピソードも本書には出てきます。

医学部を卒業して40年経ちました。いろいろな講習会や学会で内科や外科の分野の新しいことを理解しようと努力してきましたが、しょせん専門領域外のことです。ずいぶん古い知識になってしまいました。他科の医師も同様ではないかと思います。とくに放射線治療は新しい分野ですので、古い知識は役に立ちません。大家と呼ばれる医師の学生時代には、放射線治療をしっかりと教育できる大学はほとんどなかったのではないかと思います。現在でも医師国家試験には放射線治療の出題はほとんどありません。いまだに放射線治療を専門に扱う分野が独立していない教育施設も多いように思います。

このようなしだいですので、放射線治療を専門にする医師以外には、放射線治療はブラックボックスになっているように思います。放射線治療が最も得意とする疾患についてすら、「放射線治療ができますか」という依頼が来ることがしばしばです。放射線治療後に、なにか起こると、これは放射線治療の副作用の可能性があると患者さんに説明したり、カルテに記載したりしている例を見ます。広島・長崎での原子爆弾の被害や、その後の放射線障害の話題がメディアで特集されています。また、福島での処理水の海洋投棄の話もでてきています。放射線に対する漠然とした不安は私たちのなかにすり込まれています。医師にとっても患者さんにとっても放射線治療は、なんとなくわけのわからない怖い治療法のように思われているように見受けます。また、本書の編集者のように放射線治療はがんの正統な治療ではなく、関西で言う「バッタモン」「パチモン」の治療のように思っている方も多いのではないかと思います。

本書をお読みいただき、がんの正統な標準治療として、安全で形や機能を保ちながら治療できる放射線治療にご理解いただけたのではないかと思います。現在の医療では、残念ながら、はじめて受診した診療科によって治療方針の大筋が決まってしまいます。本来なら放射線治療を第一選択にしなければならない疾患に、無理に手術をおこなったために副作用に苦しみながら、病気も治らずに放射線治療を依頼されるケースも見受けます。がんの治療は手術のほうがよい場合、放射線治療のほうがよい場合、薬剤の治療がよい場合、それらを上手に組み合わせるのがよい場合、何もしないほうがよい場合など色々あります。

同じ病気でも、患者さんのお体や生活の状況で治療方法は変わります。医療は人を相手にしていますので絶対と言うことはありません。ぜひ、いろいろな選択肢のなかから患者さん一人一人にあった標準治療を選択していただけたらと思います。

読者の皆さんのよりよい日々を祈念しながらペンを置きたいと思います。

著者略歴

笹井 啓資（ささい　けいすけ）

順天堂大学大学院医学研究科放射線治療学 主任教授
1957 年 2 月 6 日生
新潟県出身
1981 年 3 月　弘前大学医学部卒業
1990 年 3 月　京都大学大学院修了（医学博士）
天理よろづ相談所病院医員、京都大学医学附属病院助手、スタンフォード大学客員研究員、京都大学医学部講師、助教授をへて 2000 年 4 月順天堂大学医学部教授、2002 年 11 月新潟大学大学院医歯学総合研究科教授、2009 年 6 月 順天堂大学医学部教授、2013 年 4 月 現職

はじめての放射線治療
その疑問に答えます

初版発行　2021 年 12 月 31 日
2 刷発行　2022 年　1 月 31 日
著　者　笹井 啓資
発行者　橋詰 守
発行所　株式会社 ロギカ書房
〒 101-0052
東京都千代田区神田小川町 2 丁目 8 番地
進盛ビル 303
Tel 03（5244）5143
Fax 03（5244）5144
http://logicashobo.co.jp
印刷所　モリモト印刷株式会社
定価はカバーに表示してあります。
乱丁・落丁のものはお取り替え致します。

Printed in Japan
978-4-909090-66-9　C0077